手と腕へのアプローチだけで全身も心も癒やす

アロマハンドトリートメントの教科書

血流回復／こり・こわばり改善
治癒力アップ／うつ症状の改善
リラックス効果　etc.

一般社団法人
アロマハンドトリートメント協会理事長
木之下惠美

BAB JAPAN

はじめに

　温かさや冷たさ、痛みやかゆみなどの感覚だけでなく、時に安心感や安らぎのような心地さえも伝えてくれる皮膚とは、なんでしょうか。
　その感覚や心地は、どこから来るのでしょうか。
　わたしが覚えた感覚や心地は、誰かに伝えられるのでしょうか。
　それが伝わったとき、相手にどんな影響を与えるのでしょうか。
　そしてそれは、わたしにどんな変化を与えるのでしょうか。
　触れ合うわたしと相手の間には、どんなコミュニケーションが生まれるのでしょうか。
　アロマハンドトリートメントは、この疑問に対する答えを、体験を通して教えてくれます。

　アロマハンドトリートメントは、"手で手を看る療法"です。植物の効能を活かし、手の反射区と前腕へのトリートメントを通して、全身へ働きかけます。
　手で手を看ることで、瞬時に気づきが伴うケアがはじまります。
　セラピストがクライアントの手に触れたとき、瞬時にその方に対する気づきを得ます。クライアントは、セラピストに触れられることで、瞬時に自分に対する気づきを得ます。
　こうして瞬時に起きる気づきが、セラピストとクライアントの間を行き来して互いを共感でつなぐことで、言葉を超えたコミュニケーションが生まれ、単なるマッサージを超えた癒やしをもたらします。
　このような癒やしのスタイルを、わたしは"コミュニケーション・ヒーリング"と名づけました。本書で説明するアロマハンドトリートメントは、コミュニケーション・ヒーリングという新ジャンルのケアであるとお考えください。

　コミュニケーション・ヒーリングは、プロのセラピストだけはなく、誰にでもできるケアです。アロマハンドトリートメントを学ぶみなさんは、いつもそれを体現して見せてくれます。
　アロマハンドトリートメントの教室で学んでいるみなさんは、

20代から80代まで年齢層は様々で、ほとんどが女性です。その多くの方が仕事や家事で多忙な日々を送る中で、教室に集まってくれます。しかも、テキストやタオル、オイルなどの教材を持ってくるのですから大荷物です。教室に通うのが負担になってしまわないか、講師のわたしが心配になるほどです。

しかし、その心配は、授業がはじまると消えてしまいます。みなさん、イキイキと楽しそうに授業を受け、軽やかに帰っていくのです。それに、施術の練習をしていると、風邪を引くことも、体調を崩すことも少なくなり、精神的にも安定するようです。これはアロマハンドトリートメントの練習を通して、心身の調和がとれていくからです。

アロマハンドトリートメントの練習を続けていくと、教室の仲間から、まだ見ぬ誰かへと目が向くようになります。そして、目が向くと、手が向くようになります。授業の中でコミュニケーション・ヒーリングの素晴らしさを体験すると、誰かと共有したくなり、癒しが必要な人がいれば、ケアしたくなるのです。たとえば、介護施設や医療施設にいる、介護が必要な方やベッドで長い時間を過ごす方たちへのケアとして、アロマハンドトリートメントは実践され、とても喜ばれています。

わたしたち一般社団法人アロマハンドトリートメント協会は、設立より10年目を迎えようとしています。技術の習得のための教室のほか、定期的な練習会を各地で開催して、習得後も施術レベルの向上のための場を設けています。

わたしは、このアロマハンドトリートメントを、協会の理事長として、また一人の講師として、正しくお伝えしていきたいと考えております。

アロマハンドトリートメントの教科書
目次

はじめに ……………………………………………………………… 2

Prologue　アロマハンドトリートメントとは？ …………… 8

　多角的な自然療法のアプローチである
　アロマハンドトリートメントの可能性 …………………………… 10

　「気づきのわけ」をキャッチボールする ………………………… 21

やってみよう！　簡易版タオルトリートメント ………………… 24

　複数の感覚にアプローチし、クライアントの自分の領域
　「ペリパーソナルスペース」を広げる …………………………… 28

ペリパーソナルスペースの拡大を体験してみよう！ ………… 30

　施術の手順とその狙い ……………………………………………… 32

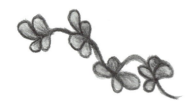

Part 1　アロマハンドトリートメント基本編 ……… 36

　　第一の要・椅子の配置 ……… 38
　　施術では、クライアントの腕の角度が大切
　　――腕のこと、手首のことを考える ……… 39

Step 1　タオルトリートメント
　　　　　～ファーストトリートメントとしての重要性～ ……… 50
　　タオルトリートメントのねらい ……… 51

Step 2　前腕と手部のアロマハンドトリートメント
　　　　　～キャリアオイルと適切な皮膚感覚を学ぶ～ ……… 72
　　手腕、裏表、陰陽と心地よい循環 ……… 73
　　人体は、都市の道路網と似ている ……… 75
　　キャリアオイルと芳香植物を使う ……… 77
　前腕のエフルラージュ～オイルの塗布と兼ねて ……… 80
　サークルトリートメント ……… 88
　手・腕のストレッチ ……… 92
　タオルのセット ……… 102

Step 3　ハンド・リフレクソロジー
　　　　～反射区を利用した全身へのアプローチ～ ……… 106
　　　コミュニケーションヒーリングの中の反射区療法 ……… 107
　　　反射区（ゾーン）療法の基本のゾーン ……… 108
　　　手を「看る」……… 110

全ゾーンの開放 ……… 112

脊柱の反射区へのアプローチ ……… 116

首から頭頂部にかけての反射区療法 ……… 120

腸の蠕動運動の改善を受動的にアプローチ ……… 126

太陽神経叢へのアプローチ ……… 130

神門とエンディングアプローチ ……… 134

Part 2　アロマハンドトリートメント応用編
　　　　（処方(レメディ)の使用例）……… 138

レメディ1　不眠に対する処方 ……… 140

レメディ2　腰痛と大腸の病気に対する処方 ……… 144

レメディ3　首から頭頂部の不調に対する処方 ……… 146

Part 3　アロマハンドトリートメントで用いる芳香植物とキャリアオイル …… 150

オススメの芳香植物3選 …… 152
ラベンダー　神経を調和に導く花の薬草 …… 154
ティートリー　南十字星の下の万能薬 …… 156
ペパーミント　冥界の妖精は痛みとかゆみの薬に …… 158
その他の精油について …… 160
キャリアオイルの選び方 …… 164

おわりに …… 168

Prologue
アロマハンドトリートメントとは?

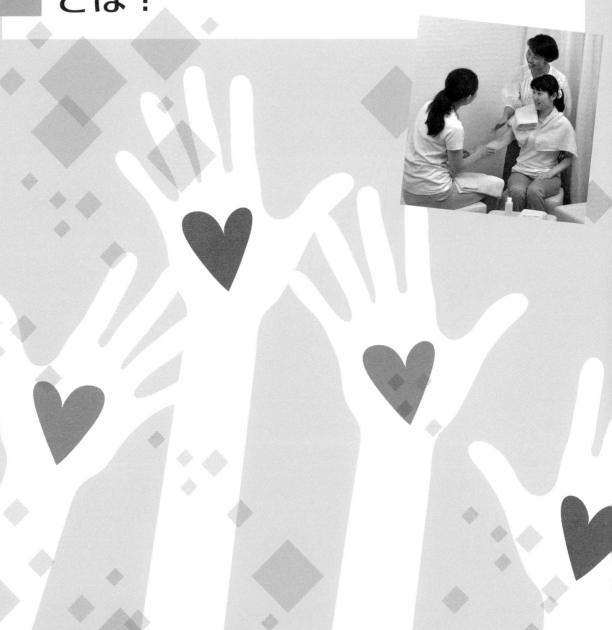

恋人同士は手をつなぎます。では、大人になってから、お父さんと手をつないだことはありますか？　お母さんとはどうでしょう？
　15を超えた子どもの手を握ったのは、最近ではいつのことだったでしょう。腕に触れたことはありますか？

　あなたは、家族やまわりの人の腕の重さを知っていますか？　案外知らないものですよね。
　よく知っている人であっても、実際にアロマハンドトリートメントをしてみると、まわりの人の手と腕のことをあまりよく知らないことに気がつきます。

　おじいさんでも若くても、細い人でも太めの人でも、女の人の手に比べたら、男の人の手はずいぶん重くて分厚くて驚きます。大きな存在だと思い直すかもしれません。
　あなたが男の人なら、思うより軽く繊細な女の人の手に、労わってあげたいと思うかもしれません。
　一番身近にいる人の腕の重さや手の形でさえ、わかっていないことも多いのです。

　アロマハンドトリートメントによって、両手で相手の肘から手の先までほぐしていくと、疲れている場所に気がつくことがあります。さらに、それがなぜなのかに気づくこともあります。手の反射区に理解が及ぶようになると、もっとわかることが出てきます。

　これはもはや、マッサージの枠を超えたコミュニケーション。
　口ではうまく言えなくても、その人の手と腕を、あなたの手と腕でほぐしていくと、どうやったってわかります。その人の手と腕の大切さが。
　いえいえ、あなたの近くにいるその人の大切さが。

多角的な自然療法のアプローチである アロマハンドトリートメントの可能性

アロマハンドトリートメントは、
・オイルトリートメント
・反射区療法
・アロマテラピー
という3つの自然療法を融合し、手と腕に行うことによって全身のトリートメントと同等の効果を生みます。

解剖生理学と反射区療法
——心身の揺らぎを調節する2つのアプローチ

わたしたちの身体と心のバランスは、外側と内側の環境の微妙な変化に左右されます。
寒ければ鳥肌が立ち、暑ければ汗をかく。
お腹いっぱい食べたご飯は消化され、時間が経てばトイレへ行きたくなる。
悲しくなれば涙が出る。
このような様々な心身の揺らぎは、神経によって伝えられたり、ホルモンという微量な化学物質が体内で自動的に分泌・抑制されたりして、調整されています。
この環境から受ける心身の揺らぎを調節する仕組みを、ホメオスタシスといいます。ホメオスタシスは心身バランサー、いわば調節屋です。調節屋ホメオスタシスは、日々の何気ない暮らしの中で、心身調節を昼夜休まず行っています。この働きを普段わたしたちは意識することはなく、無意識のうちに自動に行われます。つまり、ホメオスタシスは、状況に応じた心身を作り出す、精密な人工知能（AI）のようなものといえそうです。
普段は、日々の生活を平静に保ってくれているホメオスタシスですが、外から受けた刺激をきっかけに、身体の内側で大きな感情の波を作ることがあります。
外からの刺激が好ましいものではなかった場合、ホメオスタシスの働きで腎臓の上にある副腎から分泌されるノルアドレナリン

という神経系のホルモンが分泌されます。すると、身体も感情も緊張と興奮に満たされ、戦いや衛りに備えた状態へモードチェンジします。

ノルアドレナリンは、仕事や勉強のような場面で働き、適度な緊張感を与えてくれるものです。しかし、これが慢性的になってしまったり、強烈に引き起こされたりすると、命にかかわるような問題を起こすこともあります。たとえば、ストレス病などと呼ばれる不眠や抑うつ、不安症などの心身症に悩まされたり、胃潰瘍やアレルギー疾患などの不調を引き起こすことがあるのです。

緊張と興奮をもたらすノルアドレナリンとは、真逆の働きをするホルモンもあります。脳の奥深くにある下垂体と呼ばれる小さな器官から分泌されるオキシトシンです。

オキシトシンは、母乳の分泌や出産にはなくてはならないホルモンであり、同時に愛情や安らぎを促す働きももちます。

ちなみに、このオキシトシンは男性の下垂体からも分泌されます。オキシトシンは、包容力と穏やかで包み込むような安心感ももたらしますから、多くの異性を引き寄せたいという気持ちではなく、恋人や妻を守りたい気持ちを抱かせます。

ホルモンは、耳かき一杯分で、人体にとってとんでもない化学兵器になってしまうほど大きな作用をしますから、ボタンの掛け違いならぬ、「ホルモンの出し違い」なんてことがあると、人生さえも左右しかねません。

安らぎも戦いも、恋愛も仕事も、その運命は調節屋ホメオスタシスのさじ加減といえそうです。

◆混乱したホメオスタシスに働きかける

さて、精密で高度な働きをする調節屋ホメオスタシスですが、一方で繊細でナイーブな性質ももち合わせます。精密な機器ほどナイーブですが、ホメオスタシスもまさにそうです。想定外のストレスを受けると、この調節屋さんは混乱し、シグナルを間違えたり、いきすぎた波を作ってしまうのです。

ホメオスタシスの混乱が継続し、許容範囲を越えてしまうと、悪くすれば病に罹ってしまいます。しかし、最近の精密機器がそうであるように、ホメオスタシスも混乱を起こしている不都合を正せば、素直に元どおりの穏やかで優秀な働きをこなしてくれます。

アロマハンドトリートメントが、クライアントの目前で共感をもって行われると、クライアントのホメオスタシスは自らの揺ら

ぎをすみやかに察知し、安らぎと戦いのモードを調節しはじめます。

　アロマハンドトリートメントの施術では、1つは解剖生理学から、そしてもう1つは反射区（ゾーン）療法という、2つの方向からホメオスタシスにアプローチします。反射区（ゾーン）療法についてはのちほどお話ししますが、陰陽五行思想と古代占星学が根底にある自然療法です。

皮膚の手と脳のコミュニケーション

　日々の生活を送る中で、もっとも多く使われている身体部位は、手です。

　食事をする。お茶を飲む。重い荷物を持ち上げる。スマートフォンを操作する。赤ちゃんをあやす。子供の手を引く。武器を持つ。祈る。泣いている人の肩を抱く。よろしくねと握手をする……。

　こうした行為を、当たり前のようにやってのける「手」。けれどときどき、神様が与えたこの繊細で最高の道具は、人を疲れさせます。

　「人間の手は極めて美しく形作られており、非常に繊細で、それによって動きを調節し、どんな意志にも反応するので、手自体がそうした意志の座であるかのようである。手を使っていてもそれに気づかないこと、それ自体がまさにこの道具の完成ではなかろうか」
（『手』／チャールズ・ベル著／岡本保訳／医学書院より）

　これはスコットランドの解剖生理学者であり、外科医であり、芸術家でもあるチャールズ・ベル（1774〜1842）が、人の手の繊細さについて書いた文章で、岡本保先生が訳されたチャールズ・ベルの著書『手』に記載されています。

　手は、人類の歴史の中でとぎれることなく、多くの恩恵をもたらし続けてきました。しかし精密で完成された手を持つ人類は、成功や失敗といった成果だけではなく、肩こりや腰痛、首の疲れや神経疲労など、様々な心身の疲労ダメージを、その代価として受け取ってきました。

◆感覚と皮膚のお話

　アロマハンドトリートメントは、手腕を介して、脳と神経、そ

して心に引き起こされる感覚や感情にまで、影響を与えます。なぜ、そのようなことができるのでしょうか？

その答えを、人の感覚と皮膚に関する生理学的な観点から、説明することができます。

真っ暗闇の中で、ベッドから起きてスリッパを探そうとすると、足でスリッパを触れて探すでしょう。

扉の向こうに行きたいとき、両手に荷物を抱えていれば、肘で扉に器用に触れて押し開けるでしょう。

わたしたちは、皮膚のどこでも、触れることでモノの見当をつけます。

皮膚への刺激は脳に伝わるのですが、それとは別に皮膚には、周辺の皮膚に刺激を伝えるシステムが存在することが、最近の研究で明らかになってきました。

この皮膚間で引き起こされる感覚の伝達は、0.06mm〜0.2mm程度の薄い表皮で盛んに行われています。

表皮は人体で最大の器官です。体重60キロの大人で畳一畳分の広さを持ちます。この大きくて薄い表皮には、血管は通っておらず、ケラチノサイトやランゲルハンス細胞と、スクワレンなどの油分からできています。

このうちケラチノサイトは、分裂を繰り返しながら表皮の上層に押し上げられて、垢となってはがれ落ちます。垢の素だったこのケラチノサイトこそが、皮膚間の感覚を伝達し合っていることがわかってきたのです。

そして、この皮膚間の情報は、健康な代謝ができる皮膚表面のケラチノサイトが行っていることも、併せてわかりはじめています。

「かゆいな」と皮膚をかきむしると、次から次へと近い場所がかゆくなって、とりとめがなくなるなんてことがありますが、それがそうだったんだ！　と気づかされる発見です。皮膚の間で話し合っていたのです。

　

肌が感じる様々な感覚、温かさや冷たさ、かたさや柔らかさ、痛みやかゆみ、気持ちよさや気持ち悪さという感情を伴う感覚はすべて、脳へ伝わるとともに、肌の上で信号のスイッチが青から赤に変わるように伝達されていきます。

温かくて柔らかくて、ほっとする。

冷たくてすーっとして、落ち着く。

カサカサしていやな感じがするから、落ち着かなくてイライラする。

ぬるっとして気持ちが悪いから、不安になってそわそわする。

これら皮膚の上で起こった感覚は、脳にある情動や本能の座にも伝達されて、感情や情動とともに、ホルモンや免疫、自律神経に影響を与えます。

ふっくらしたタオルは、ふわっとしてほっとします。

温かい手のひら全体でほぐされると、信頼感や安心感が湧き上がります。

摩擦がないオイルが穏やかに肌に広がると、開放感と多幸感を感じます。

皮膚の感覚は、感情や情動、血圧や心拍をはじめとしたホメオスタシスにまで影響を与えます。アロマハンドトリートメントは、この反応をうまく活かすために、使用するキャリアオイルやタオルの効果を利用して、広大で薄い表皮にあるケラチノサイトが担う心身の化学反応に挑みます。

反射区療法と陰陽の流れに沿ったトリートメント

アロマハンドトリートメントでは、「反射区療法」と、「陰陽の流れに沿ったトリートメント」を併用します。

「反射区療法」は、全身を反射区（ゾーン）に分け、脳や内臓を含む心身の機能を司る中枢部位と末梢が、反射区ごとにつながりを持っていると見なします。この反射区療法については、106ページから詳しくお話しします。

「陰陽の流れに沿ったトリートメント」は、その名のとおり、陰陽思想に基づく自然哲学を基礎とします。つまり、アロマハンドトリートメントは、心身の循環の法則を導き出す陰陽思想に基礎に基づき、陽と陰、動と静、活動と休息、衛りと営みといった気と血の出入りの流れに従って行われます。

トリートメントの技法は、全身のマッサージと同様、エフルラージュ（神経と精神の鎮静）、ニーディング（心身機能のリセットを目的とした施術）、ストレッチ法（身体の物理的なうっ滞を取り除く施術）を中心とした様々な施術方法を利用します。

「反射区療法」も「陰陽の流れに沿ったトリートメント」も、どちらもストレスによる神経の過活動を調節・解放し、自律神経を調和させ、筋肉のこわばりを緩め、整えます。

日頃から繊細に動く手腕は、先に述べたように、脳と神経に近い部位です。その手腕に施術をすることで、心身全体に効果をも

たらすことはもちろん、他のどの部位に行う施術法よりも直接的、かつ速やかに、頭と顔と首の流れを改善し、むくみを解消します。これによって、顔まわりがすっきりすることはもちろん、ストレスフルな感情や疲労感を素早く取り除くことができます。

◆「古代占星学」と「陰陽五行思想」── 変化の「３」、循環の「５」

　反射区療法のルーツとは、どのようなものなのでしょうか。反射区療法としてよく知られているものには、経絡とリフレクソロジーがありますが、これらは、「陰陽五行思想」と「古代占星学」を基礎としています。

　古代占星学は、バビロニア数学を基礎として、バビロン第一王朝時代である紀元前3000年頃にはその体系の完成が見られます。現代にも伝わる占星術は、紀元２世紀のアレクサンドリアの天文学者プトレマイオスの著書『TETRABIBLOS／テトラビブロス』からはじまりました。

　古代占星学は、科学、植物学、医学、天文学、統計学、分類学、数学など、あらゆる学問のルーツでもあります。バビロニアの古代占星学は、１分が60秒、１年が12カ月、円は360度という時空の単位の基礎も作り上げました。これが「六十進法」です。

　アロマハンドトリートメントでは、六十進法のうち占星学における「変化」の数「３」を受け、「活動」「固定」「柔軟」という強弱のリズムを施術の基盤に取り入れています。

　具体的に言うと、アロマハンドトリートメントの施術は、流れのあるマッサージを繰り返す場合、変化の「３」に従って同じ手技を３回繰り返します。

　このとき、繰り返しの１回ごとに異なる意味がありますから、それを心がける必要があります。

　つまり、「活動」を意味する１回目はその動作のはじまりであり、「固定」を意味する２回目はその動作の意義をしっかりと表現し、「柔軟」を意味する３回目は次の動作への過渡的なニュアンスを持ちます。

　要するに、流れのあるマッサージを繰り返す場合の回数の数字が「変化」の「３」回ということです。

　併せて、アロマハンドトリートメントでは、陰陽五行における「循環」の数である「５」をもうひとつの基盤として取り入れています。これは、陰２、陽２、中庸からなる循環の法則の数です。

たとえば、一点を押す反射区への刺激は、循環の「5」を心がけます。季節も、春夏秋冬と土用（季節の変わり目のこと）の5つに分けられます。「5」は、循環させて滞留させない数字なのです。
　アロマハンドトリートメントで行われる、一点を押すような反射区への刺激は、「循環」の「5」秒であり、その内訳は「2秒吐く」「1秒留める」「2秒吸う」という「五行の呼吸」を基本としています。

　命の循環を健全にすることを目的とする自然療法において、施術の動きは、「3」と「5」という古代占星学と陰陽五行思想に見られる命の循環の法則に則して行うと、形だけではない生き生きとしたケアになります。

植物の作用と、人とのコミュニケーション

　アロマハンドトリートメントでは、植物の作用と、人とのコミュニケーションを活かします。クライアントとセラピストの双方が、同時にクライアントに働く植物の作用に共鳴し、共感することで、心身のケアが深まります。

クライアント「あら、オイルがすーっと腕から吸収されたのか、なくなってしまいますねえ」
セラピスト「これはスイートアーモンドオイルなんですけれど、乾燥している肌や神経の疲れが気になるときには、とくに素早くなじんでいきます。お忙しさのせいか、少々お疲れだったのですね」
クライアント「そういえば最近ちょっと……。それに静電気がよく起きていたから、乾燥していたのかもしれないわね」
セラピスト「カモミールローマンの精油を希釈していますから、日々の様々なストレスで起こる肌の不調や、乾燥によるかゆみを和らげてくれると思います」
クライアント「心あたり、なくもないわ……。甘くてりんごのようねえ。なんだかほっとするわ」
とおっしゃって、すーっと深呼吸。

　スイートアーモンドオイルは、オレイン酸やリノール酸をバランス良く含み、穏やかな肌触りをもちます。またパルミチン酸やステアリン酸を微量に含むことにより、乾燥と乾燥によるかゆみ

を和らげ、肌をふっくら穏やかにします。

　カモミールローマン精油の香りには、エステル類と呼ばれる香り成分のグループが多く含まれます。これは熟した果物や満開の花の中にも多く含まれる成分で、多幸感を与えてくれます。

　これにより、脳はストレスやかゆみといった神経の不協和音のようなものを穏やかに取り除きます。そして心を穏やかにさせます。

　ほかにも、オレンジの甘い香りで和らいだ温かな気持ちにさせたり、ローズマリーの香りで神経の働きをリフレッシュさせて、倦怠感を取り除きます。

　また、これをキャリアオイルに希釈して肌に塗布すると、血液を介して身体にも様々に働きかけてくれます。たとえば、痛みを取り除いたり、むくみを和らげたり、免疫力を高めたりといったことが期待できます。

　これらの働きは、アロマテラピー（芳香療法）をはじめとした植物療法でも学ばれることです。

　アロマハンドトリートメントでは、それらの効能を、「学ぶ」というより、瞬時に「経験して納得」します。

　アロマテラピーによる嗅覚へのアプローチは、心と精神の調節センターである脳神経に直接働きかけます。トリートメントは、クライアントとセラピストのコミュニケーションでありますが、同時に植物と人のコミュニケーションでもあるのです。

　アロマハンドトリートメントでは、クライアントが感じた植物の作用を、セラピストが共鳴するように伝えながら施術をします。そのため、手技の作用と同時に、植物の作用と、人とのコミュニケーションが、知らず知らずのうちに展開されていきます。

　こうしてアロマハンドトリートメントは、クライアントとセラピストが、手技の作用と植物の作用に瞬時に共感しあいます。そこにセラピストの手技による作用と知識が加わりますから、クライアントのセラピストに対する信頼感は、自然に強くなります。

「神経がお疲れのようですから、スイートアーモンドオイルはいかがでしょう」
「オレンジスイートの香りが好きですか？　オレンジスイートの香りは、心を緩めて温めてくれるのです」
「カモミールローマンの香りも好きですか？　カモミールローマンの香りは、ストレスで絡まった心の糸をほどいてくれます」
「この３つの植物を使ったブレンドで、施術をしていきましょう」

施術がはじまるとクライアントとセラピストの間で、オレンジとカモミールの甘い香りが、アーモンドオイルの中から立ち上がります。

アロマハンドトリートメントは、こうしてはじまります。

介護施設での実例

一般社団法人アロマハンドトリートメント協会では、定期的に介護施設で施術を行っています。毎週、隔週、毎月といった具合にひんぱんに伺うこともありますし、年に2回程度大勢で伺う場合もあります。

認知症の方は最近の記憶を失いがちですが、嗅覚と触覚とケアとしての効果をもつアロマハンドトリートメントでは、思いがけない経験をすることが少なくありません。

82歳の花山夢子さんは認知症を数年前から患っており、家族や介護スタッフとのコミュニケーションがちぐはぐになってしまいます。

前回伺ったときも施術を担当した小山美代子さんは、「きっと、3ヵ月ほど前に受けたアロマハンドトリートメントのことは、お忘れであろう」と思い、はじめましてのご挨拶(あいさつ)からはじめようと、花山さんの前に行きました。

すると花山さんは、「手のマッサージしてくれるの？　ありがとうね。ちょっと今日は手がきれいじゃないから、恥ずかしいけどねえ」とおっしゃいます。

覚えてくださっていたのです！　最初のご挨拶から……と思って伺った小山さんのほうがちょっと驚いてしまいました。「また来てね」「また来ますね」のご挨拶は、ちゃんと伝わっていました。

75歳の桃谷三郎さんは、不安感がなかなか取れず、ひとところで落ち着いて座るのが苦手です。認知症を患って8年ほどになりますが、もし途中でお部屋に帰りたいとおっしゃったら、帰っていただけるように準備をしながら、施術をはじめました。

施術は右手から行いますが、右手の途中まではちょっとかたい表情でしたから、今回施術を担当する山本小雪さんは、途中で帰られるかもしれないなあと思いながら、それでも穏やかに、時折声をかけながら進めていきました。

右手の手のひらの施術に入ったころあたりから、桃谷さんの力

が少し緩くなりはじめました。これはいけるかなあ……と思いながら、山本さんは桃谷さんの表情をうかがいながら進めました。

左手に入ったころには、うとうととする桃谷さん。最後のほうでは寝息が聞こえたり、途切れたりでしたが、無事施術を終えることができました。

翌日、スタッフの方にお伺いすると、桃谷さんは、施術をした夜とても穏やかで、そわそわすることがなく、夕食を済ませると、ちゃんと朝まで眠ることができたとのことでした。山本さんはそれを聞いてとてもうれしくて、次回も施術をさせていただきたいと思いました。

認知症の方や、寝たままの状態がずっと続いている方に対する施術から受け取ることができるものは、とても大きいものです。若く仕事も生活もとても忙しい方々に対する施術でも、やはり様々な反響が聞こえてきます。

香りの記憶は最も長く残るといわれます。香りを感じる感覚＝嗅覚は、脳の最も古い部分といわれる脳神経の第一神経である嗅球という脳神経から、脳の奥深くにある情動脳と呼ばれる扁桃体や古い記憶の貯蔵場所でもある海馬にダイレクトに伝わります。

この香りの特性を活かした療法がアロマテラピーです。そして、この働きをクライアントの目の前で一緒に体感し、併せて頭の反射区を刺激するアロマハンドトリートメントの手法は、脳と神経の健全な働きを助けるため、いっそう有効なセラピーであると考えています。

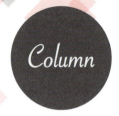

文明とオイルの力

　オイルを塗布するトリートメントは、5000年も昔の古代オリエント文明の時代には、医術のひとつとして「アノイント」と呼ばれ、確立されていました。

　古代オリエント文明が華やかな時代を築くより一万年ほど前、フランスのラスコー壁画が描かれた頃、油は様々な用途で利用されていました。当時はまだクロマニヨン人が生きていた時代です。

　食すことはもちろん、傷を治し、防衛や防寒用など様々な用途で、彼らは油を利用しています。油を使いこなすことにより、洞窟の中でも灯(あ)かりを持ち、有名なあのラスコーの「身廊の壁画」を描くことができました。

　先史時代の社会をつくるために、油は大きな役割をしていたようです。油を使いこなすことで、社会は大きくなったともいえるのではないでしょうか。

　日本では、三世紀、卑弥呼(ひみこ)のあとを継いだとされる神功皇后(じんぐうこうごう)の時代に、搾油(さくゆ)技術が、中国・朝鮮から伝わります。神功皇后のこの時代、古代ローマ帝国が西と東に別れ、古代ローマ帝国は歴史上の最終章に突入しています。

　わたしたち人類は、はるか昔から油とともにあり、わたしたちセラピストは、その歴史を受け継いでいるのです。

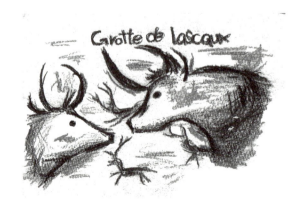

「気づきのわけ」を キャッチボールする

　すらっとした長い腕。白魚のような指。筋肉隆々とした雄々しい腕。しっかりとしたよく働ける手。歴史を刻んできた穏やかな強さを秘めた手。小さいけれどたくさんの可能性を秘めた手。
　人間の手腕には、その人がどう生きてきたのかが現れます。その人の手腕に触れたり、見たりすることで、その人の気持ちを感じ取ったり、共感したりすることさえできることがあります。

セラピストとクライアントとの間の「気づきあい」

　アロマハンドトリートメントは、クライアントの上腕可動域に負担のない状態で、クライアントとセラピストが互いの視野の中にいる状態で行われます。
　表情を確認し合いながら、互いの間の空間や、雰囲気を瞬時に察知することができるため、クライアントとセラピストの双方に、自然に気づき合いが起こりはじめます。手が冷たかったり、腕がこわばっていたり、手のひらに炎症を起こしていたり、指のつけ根が痛かったり……。
　アロマハンドトリートメントでは、反射区に施術を行い、これらの反応がどの心身の部位に起こっているかを、クライアントとセラピストの相互間で瞬時に確認することができます。

　2017年7月、熊本の某仮設住宅敷地内の集いの場をお借りして、アロマハンドトリートメント協会（AHTA）の宝本小枝子さん、井戸側聡美さんをはじめ、協会有志による施術会を行いました。そこに集うみなさんは、はじめての夏をそこで迎えようとする、ちょうどそんな頃でした。
　自律神経の中枢の反射区「太陽神経叢」、脳と神経の中心の反射区「頭部」、自律神経の乱れがすぐに現れやすい反射区「大腸」、どの方の手にも、これらの反射区に不調がみられました。
　施術を行うと、「そこ痛いねえ。そこは何？」、「そこをほぐすとすっきりするねえ」（実際には熊本弁で「そーん気持ちよかけん、

眠たかあ」といった感じですが）と、心地よい笑顔でお話しくださいました。

　これは、クライアントのみなさんと、セラピストのどちらにも触れた感触や表情、言葉、瞬時の確認により、気づきが自然と起こっている状態です。

　施術を受けることで、「気分がふさぐ理由は、大腸の調子や頭部の疲れ、自律神経の乱れによるものである」と、クライアント自身も再認識することとなります。すると、施設での生活を客観視することができます。

　施術を終えたあとも、ご自身の手だけでなく、ご家族の手をケアすることで、心身の負担を多少なりとも軽減できるのだということを感じていただけました。

　熊本のみなさんとお別れをするとき、色紙や和紙で繊細に仕立てられた人形の折り紙ののった箸入れをいただき、クライアントばかりではなく、セラピストにも喜びの心が起こりはじめました。

　この活動は今も継続しており、2018年7月には、第4回目を行いました。呼吸の反射区、大腸の反射区に不調の傾向があり、不眠などのストレスを起因とした症状がより強まっている、という報告が、このときに参加した有志の方からあがっています。

　AHTAでは、今後も意見交換を行いながら、この活動を大切に続けていきたいと考えています。

自由を持ってきたセラピスト

　Homines id quod volunt credunt.（ホミネス イド クオド ウオルント クレイドウント）（人は皆、望んだものを見て、それを信じる）

　これは、古代ローマのガイウス・ユリウス・カエサルの言葉です。
　様々なストレスと向き合う中で、それに心を奪われてしまうと、「思い感じる本体」の身体や心のことは忘れ置いて、「思い感じる対象物」にばかり気持ちや感情が強く動いてしまいます。

　わたしたちは、目、耳、鼻、舌、手、それらを自由に使えても、自分の身体が発する何かに気づかないことがあります。気になるあれこれに忙しくて、自分の心が発する何かにに気づけないこともあります。

　クライアントの身体や心が発する何かを、その分身のように、一緒に気づく人がセラピストです。そして、発せられる何かの、そのほんの少し先にある知恵や知識を共有して、解決の糸口を引っ

張り出し、一緒に考えて道筋をつけようと試みます。
　アロマハンドトリートメントは、手で手を看る療法です。手技と植物の効能を活かし、観察して共感します。そこで看たクライアントの状態を、その場で共有するのです。セラピストは、クライアントの気づきを一緒に見つけるのです。日々の忙しさや、身体の外の何かに気を取られて混乱したクライアントの心身に、目の前で一緒に向き合います。
　そのためには、クライアントが思い感じている対象物だけを見るのではなく、クライアントの心身に向き合うべく、自由な心の目をセラピストは持ちましょう。

セラピスト「肺の反射区がかたいですね。不安や緊張を長く感じていると、肺の反射区が緊張して、かたくなることがあるんですよ」
クライアント「確かに最近、気持ちが落ち着かなかったわ。ねぇ、これ何の香り？　すーっと入ってくる甘い香りが心地良いわね」
セラピスト「イランイランという花の香りです。フローラルハイ、花の香りによる多幸感をもたらすといわれています」
クライアント「そうなのね。なんか楽になったわ。久しぶりに落ち着いた気分になったわ」
セラピスト「ゆっくりと深呼吸をしてくださいね」

　セラピストは施術部位から、クライアント自身も気がつかなかった変化に気がつき、クライアントも施術の中で今まで気がつかなかった自分の変化に気づきます。
　こうしたコミュニケーションの中で、クライアントの心身の癒やしが増幅されていくのです。

やってみよう！
簡易版タオルトリートメント

　あなたの手で、近くの方の手と腕に触れてみませんか？　最初はタオルを使った前腕のマッサージをお勧めします。
　この方法は、精油やキャリアオイルを使わなくてもできる、タオルトリートメント（50ページ）の簡易版です。あなたの周りにいるどなたかの手腕をタオルでそっと包み込んで、こりをやさしくほぐしてあげましょう。

1～2
手のひらにタオルをのせて、両手のひらの母指球を使ってタオルを相手の肘のあたりに密着させます

手のひらが広い範囲で密着するように心がけて、母指球から近づけていきましょう。

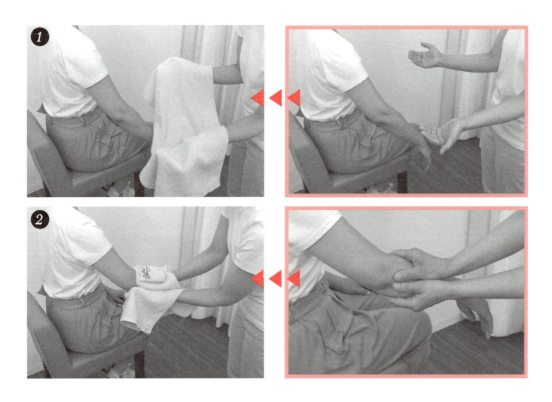

3〜6
クライアントの前腕の手背側を4カ所、両手のひらの母指球を使って、ほぐします

このとき、両手で包み込むようにして、指に力が入らないようにしましょう。指に力が入ると、相手に強すぎる刺激や痛みを与えてしまいます。「つきたてのおもちの感触をやさしく確かめるような」イメージでほぐします。

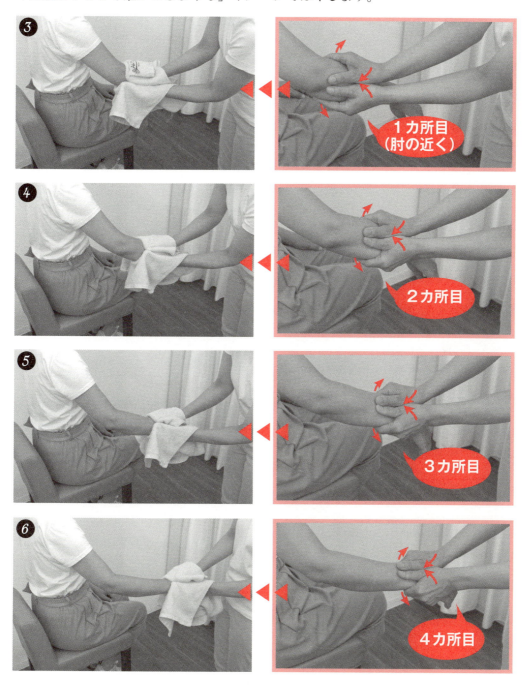

7～8
手背（手の甲）を、外側へ割るような動きでほぐします

母指球を相手の手の甲に押しつけるようにして割ります。この動きは、「やさしくチョコレートを割るようなイメージ」で行います。

回数の目安は。2～3回。クライアントの呼吸に合わせて、ゆっくりと割りほぐします。

この施術によって血流が良くなり、手腕から肩、肩から首、背骨、頭部の血流を徐々に改善していきます。
手背は、肺とリンパの反射区です（ステップ3参照）が、うっ血や緊張をとるこの動きは呼吸を楽にし、肺を含む胸部のうっ血を除き、緊張をほぐします。
胸部のリラックスを促すことにより、心理的なこわばり、緊張や不安を和らげる効果があります。

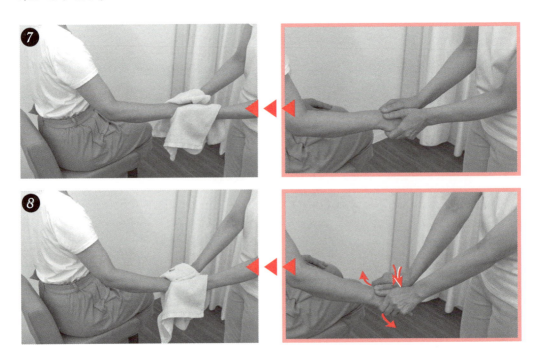

あなたの手、わたしの手

　簡易版のタオルトリートメントをしてみて、あなたは相手の手腕について、何を感じましたか？

　相手の手と腕は、
重かったですか。軽かったですか。
こわばっていましたか。柔らかくてふわっとしていましたか。
筋肉がしっかりしていましたか。やせていましたか。
骨はしっかりしていましたか。細くて頼りない感じでしたか。
肘から手の甲までの間で、一番かたかった場所はどこですか。
相手が気持ちよさそうにしたのはどの部分ですか。

　このとき、あなたが感じたことは、
相手も自身で感じ取っていたことでしょう。
「そこ、痛気持ちいいね。こってるのかなあ」
「あったかくなってきたなあ」
「左手もやってね」
と言われたら、うれしいですね！

複数の感覚にアプローチし、クライアントの自分の領域「ペリパーソナルスペース」を広げる

　人は、それぞれに「自分の領域だと認識する空間（ペリパーソナルスペース）」を持っています。

　この領域が狭いほど窮屈に感じ、心身も緊張を強いられます。反対にこの領域が広いほど開放感を感じ、心身はリラックスすることができます。

　アロマハンドトリートメントには、このペリパーソナルスペースを広げる工夫が込められています。

　まず、セラピストがクライアントの斜め前に座り、手腕に負担がかからないように心がけて施術を行います。

　このとき、触れられる手と腕だけではなく、耳の構造を通して伝わる空気、植物の効能を伴い香る空気の揺らぎ、目の前で展開される心地よい距離感と安心感が、クライアントに影響します。

　クライアントも、セラピストも、触れる・視る・聞く・嗅（か）ぐの４つの感覚が同時に働きます。そのうち、触れる・視る・聴くという３つの感覚が同時に働くと、多種感覚領域と呼ばれる脳内の部位が刺激されます。すると、ミラーニューロンという神経細胞が活性化します。ミラーニューロンは、目の前で行う人の動きを見ることで模倣できるように促す神経です。

「目の前で、やって見せてもらうと、わたしにもできる」
「目の前で、触れている手の先にいるあなた自身に共鳴する」

　これらは無意識下で起こる感覚で、ミラーニューロンの働きが、自分の周辺領域（ペリパーソナルスペース）を広げている状態です。

　脳の中で広がった領域感覚は、自分の周辺領域を仕切りなおして拡大します。すると、感覚機能を通して感情や情動の広がり、「安心感」と「開放感」が生まれます。そしてそれらの「生命にとって肯定的な反応」は、表情や言動、筋肉や血液、神経や脳などの心身すべてに広がっていきます。

　アロマハンドトリートメントでは、こうしてクライアントの多種感覚が同時に働く施術を自然体で受けてもらうことで、より効果的な施術を目指します。

◆ 触覚
クライアントの腕が斜め45度程度外側に開いたあたりの斜め前方に座り、肩甲骨、鎖骨、腕の曲げ延ばしが自然で、相互に負担のない位置で手腕を触れる。

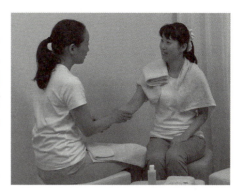

◆ 視覚
視線のキャッチボールができる位置に座る。
正面に座ると緊張感が起こりやすく、斜め45度外側に座ると共感を受けやすい。

◆ 聴覚・嗅覚
自分の領域だと認識する心地よい位置。
聴覚・嗅覚とも無理なく安心して受け取ることができる位置。

　注意することとしては、こうした効果をクライアントの受け取ってもらうために、施術の最中はこちらからの話しかけは極力避け、施術のはじまりに「強すぎたり弱すぎたりしたら教えてくださいね」「気になることがあったら言ってくださいね」といった程度にしておきます。

　施術のとき、セラピストであるあなたが笑顔であれば、クライアントも笑顔になります。落ち着いて施術をすれば、信頼していただけます。ゆったりとした呼吸で施術をすると、クライアントの血圧も安定します。
　目の前で触ることによって起こるこれらのことは、ミラーニューロンの働きの一部なのです。つまり、セラピストの領域も、クライアントは自分の周辺領域として感じているのです。
　クライアントが自然体で受け取る多種感覚は、自分のテリトリーだと感じる領域を広げていくための道づくりですから、セラピストも落ち着いた状態で臨みましょう。

ペリパーソナルスペースの拡大を体験してみよう！

　人が心地よいと感じる領域、ペリパーソナルスペースの広がりを体験してみましょう。自分の周辺領域であると感じる空間を広げると、身体の柔軟性が高まるほかに、呼吸が深くなったり、感情が開放されたり、共感する気持ちが働きはじめるなど、様々な影響を心身に与えます。

1
立ったまま前屈してみましょう

どのくらいまで前屈できますか？
そのままその体勢をキープしてみましょう。

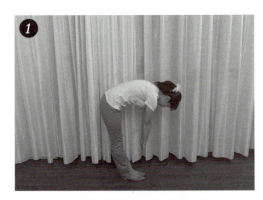

2
次に、30～40cm程度の棒の端を右手に持ち、その腕をまっすぐ前方に伸ばします

棒は、定規でもかまいませんし、紙を丸めて筒状にしたものでもかまいません。つかみやすい棒を使用してください。
ここで大切なのは、持った棒の先端を見ることです。

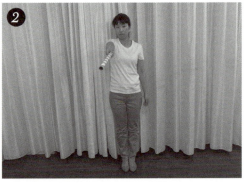

3
棒の先端を見たまま、棒を持った腕を右へ伸ばします

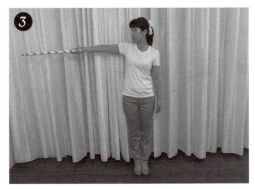

普段のペリパーソナルスペースは、腕を伸ばせる範囲程度です。
　ところが、この体験では、手に持った棒の先端を目で追いながら、棒を回すことで、「触覚」「聴覚」「視覚」が同時に働き、身体が触れているものの最も遠い位置まで、ペリパーソナルスペースが拡大されたのです。

4
続いて腕を伸ばしたまま、周りの空気を切るように、ぐるっと前方に半円を描きます

左手で同じようにします。
目線も変わらず棒の先端においたままであることが肝心です。

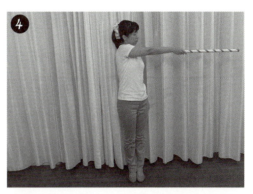

5
棒をおいて、再び前屈してみましょう

さきほどより深く前屈でき、体勢をキープしやすくなれば成功です。
ペリパーソナルスペースの拡大によって、身体がリラックスして、柔軟性が増したのです。

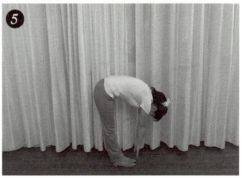

　実際の施術では、クライアントの視野の中には、セラピストがいます。そして、施術によって、クライアントの触覚（温かさ）、視覚（目線）、聴覚（音やその距離感）、嗅覚（匂い）が一気に働きはじめます。
　こうした状況において、クライアントのミラーニューロンが活発になり、セラピストとの共感が生まれます。その結果として、クライアントのペリパーソナルスペースは、セラピストを含めた領域まで拡大すると考えられます。

施術の手順とその狙い

アロマハンドトリートメント協会で学ぶ施術の手法には、タオルトリートメントからはじまる施術が51種あり、そのうち手のひらと手の甲に行う手技は46種、それ以外に拘縮(こうしゅく)のある方への手技があります。

アロマハンドトリートメントの一連の流れは、タオルトリートメントからはじまります。タオルトリートメントで腕の筋肉のこわばりを緩め、心身の緊張をほぐします。

次に、エフルラージュを基本としたオイルトリートメントや、ストレッチ法などを利用した腕のトリートメントで、肌と神経の状態を開放します。

そして、症状・主訴に応じ、51種類の手法を自在に組み合わせて、施術を行います。

疲労度の高い方や不眠などの状況にある方、子育て中のママや妊娠中の方、受験勉強中の方など一般的な生活スタイルの中での癒しのために行うことはもちろん、抑うつ症状や精神、心理的な様々な不調、認知症、脳血管障害の予後、様々な緩和を目的とした治療下にある方、リハビリ中の方の状態に合わせて行われます。

こうした、ケースごとに応じて組み合わされた施術を、アロマハンドトリートメント協会では、レメディ(処方)と呼びます。

アロマハンドトリートメントは手の反射区を利用しますが、施術の範囲は手のひらと手の甲だけではありません。全身に効果をもたらす手の反射区への施術の効果を高めるために、腕と肩のあたりから施術を行い、手と腕を解放するプロセスを大切にしているのです。

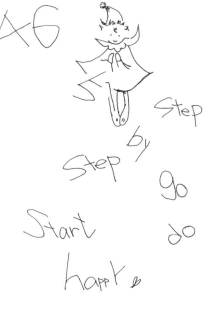

◆アロマハンドトリートメントの基本的な流れ

施術の準備
　イスの位置を確認
　タオルの準備
　マッサージオイルの準備

▼

タオルトリートメント

▼

前腕と手部のアロマハンドトリートメント
　1）前腕のエフルラージュ（オイルの塗布と兼ねて）
　2）サークルトリートメント
　3）手・腕のストレッチ

▼

ハンド・リフレクソロジー
（反射区を利用した全身へのアプローチ）
　1）全ゾーンの開放
　2）脊柱の反射区へのアプローチ
　3）首から頭頂部にかけての反射区療法
　4）腸の蠕動運動の改善を受動的にアプローチ
　5）太陽神経叢へのアプローチ
　6）神門とエンディングアプローチ

▼

症状・主訴に応じた処方（レメディ）

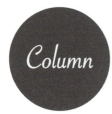

マリーゴールドティーを
おひとついかが？

　ハーブティーは、最初に飲みましょうか。それとも施術のあとにしましょうか。
　最初なら、緊張とこわばりをほぐすため。
　施術のあとなら、解毒と代謝を一層高めるため。
　どちらも施術のときの効果的なハーブティーの使い方です。

　さて、ハーブティーには、飲む以外にも使い方があります。
　たとえば、手浴。温かなお湯の中で、手を伸ばしたり、広げたりしながら、ゆったりと温める手浴はとても人気です。
　パソコンのキーを1日中たたいて疲れた指先、こわばって痛む手指の関節、カサカサに荒れた手、オーバーワークでカチカチの肩。そういうときには、マリーゴールドの花のティーで手浴をしてから、アロマハンドトリートメントをしましょう。マリーゴールドは傷を治し、炎症を鎮静し、むくみを和らげることが期待できます。

　つぼみのように細く引き締まった、オレンジ色のマリーゴールド（Calendula afficinalis）に、100度に沸騰したお湯を一気に注ぎます。
　オレンジ色の凝縮した花のかたまりをしっかりとジャンピングさせて、ティーウオーマーで30分ほどしっかりと温め蒸らします。
　すると、かたまりだったオレンジ色が徐々に膨らみ、八重に重なる細い花びらをたなびかせます。まるで太陽の水中花。
　手おけ（洗面器）に半分くらい張った水の中に、水中花のように咲いたマリーゴールドの花のハーブティーを花ごと注ぎ入れ、

ちょうどよい具合の温度に調節します。マリーゴールドの花びらがいっぱい！　何枚かなんて数えられないほど。水のなかで揺らぐ姿に、ちょっとうれしくなってきます。
　近くには、手をやさしく拭くためのフワフワのタオルも準備してください。

　さあ、手浴をはじめましょうか。
　ゆっくりと、マリーゴールドの温かな水中花のもとに、手を伸ばし入れましょう。ひだまりを映し出したようなやわらかなオレンジ色の湯の中で、手のひらを上に向けてください。
　マリーゴールドの花びらを手のひらにのせ、ゆっくりと握ってみましょう。
　今度は手の甲にのせてみましょう。うまくのるかな？
　手が温かくなってほぐれたら、タオルでやさしく拭いて、アロマハンドトリートメントをはじめましょう。

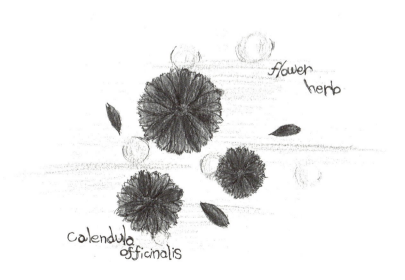

Part 1
アロマハンドトリートメント 基本編

椅子がいくつかあったら、アロマハンドトリートメントができます。

　　右手が終わったら、左手を同じように。これはマッサージの基本です。右手側から施術を行い、次に左手を行うと、心臓や血液の流れに負担をかけません。

　　キャリアオイルとともに、心に働きかけてくれる香りを選びます。
　　ペパーミントの香りは、頭が痛いときに。ラベンダーの香りは、体内時計が調子を崩したときに。ティートリーの香りは、生活の変化に追いつけず、体調が不安定になったときに。オレンジスイートの香りは、痛くもかゆくもないけれど、心が寂しさの氷で覆われそうなときに。

　　椅子がいくつかあって、アロマハンドトリートメントができたなら、ちょっと目の前の景色が変わります。

　　知らない間にできてしまった心の裂け目やほころびが、いつのまにか大きくなって、身体や精神の不調になって現れてしまうことがあります。そうならないうちに、裂け目やほころびをなおすことは、コミュニケーションを伴う自然療法＝アロマハンドトリートメントの得意とするところです。

　　椅子がいくつかあったら、アロマハンドトリートメントはいかがですか。
　　クライアントための椅子に座って前ならえして、右手を斜め45度の角度に開き、その延長線上にセラピストが座る椅子を置きます。
　　椅子は向かい合わせではなくて斜め45度です。そうするとクライアントは無理なく腕が伸ばせます。
　　辛いことや困ったこと、気づいたことや楽しかったこと、うれしかったことなどあれやこれや、クライアントに話してもらいながら、手と心を少しずつほぐしていきましょう。

第一の要・椅子の配置

　クライアントの椅子とセラピストの椅子があれば、アロマハンドトリートメントはできます。
　ですが、椅子が4つあると施術には便利です。
　タオルとオイルを置くための椅子が1つと、クライアントが座る椅子が1つ、セラピストが座るための椅子がクライアントの右手と左手の施術のために2つです。
　ただ、セラピストが座る椅子は反対の手を施術するときに移動させればいいので、3つでも問題はありません。
　イスの位置は、施術の安定性に直結します。施術の安定性は、施術者の技術の質を高めるだけではなく、クライアントの心理面にも有効に働きます。まずは、施術前の位置関係を正しく把握しましょう。

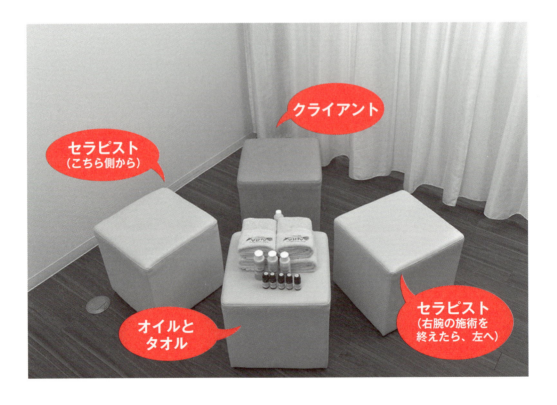

施術では、クライアントの腕の角度が大切 ——腕のこと、手首のことを考える

腕はどんなふうに動きますか。
前ならえをしてみましょうか。
左右にまっすぐ伸ばしましょうか。
後ろに前に、ぐるっと回すことができますか。
前ならえほど簡単には、後ろに伸ばすことはできませんね。

成人の骨の数は合計206個。そのうち手と腕の骨は64個です。
手と腕の関節には、ぐるっと回すことができるものや、片側にだけ回る関節など、6種類の異なる動き方をする関節があり、それらが連結されていることで、複雑かつ精密に自在に働くことができます。身体の他の部位には、これほど複雑な関節の組み合わせはありません。
わたしたち人類が手にした最高にして最新鋭の道具は、手と腕なのです。手と腕の機能がなければ、人類は世界を独占するかのような支配を、まさしくその手中に収めることはなかったのですから。

手と腕は、繊細かつ複雑な動きができ、最も大きな可動域を持ちますが、だからこそ不安定になりやすい部位といえます。手と腕の骨や関節は、身体のどの部位よりも、脱臼したり、骨折したりしやすい部位です。
この手と腕に対して直接施術を行うのですから、それをどう安定させるのか、どう楽に感じてもらえるのか、解放された状態であると感じてもらえるか、ということは、セラピストにとって最初にして最大の課題です。
ですから、アロマハンドトリートメントは、クライアントの手と腕をしっかりと正しく支えるための「支え手」を重視しています。

腕の構造は、たとえば、肘の関節だけみても、とても複雑です。
　肘の関節は、長い腕を折り曲げる大きな関節です。この関節は、腕尺関節、腕橈関節、上橈尺関節の３つの種類の異なる関節からなります。
　この３つの関節の種類は、それぞれ蝶番関節、球関節、車軸関節と呼ばれ、異なる働き方で、腕の曲げ伸ばしや、手のひらを身体の前方に向けたり後方に向けたり（回外回内運動）する動きを助けます。
　さらに、上腕の骨は、肩甲骨につながりますが、腕の角度によっては肩関節と鎖骨に負担がかかってしまいます。

　そこで、アロマハンドトリートメントでは、クライアントの手や腕に負担がかからないように、ほぼ斜め45度ほど開いたあたりでクライアントの手腕をとって施術ができる位置に椅子を配置します。
　セラピストは、クライアントの腕の延長線上の肩方向に向かってまっすぐ座ります。
　車椅子やベッドでの施術では、形は異なりますが、クライアントの肩や手腕への負担がないように行うという原則は変わりません。

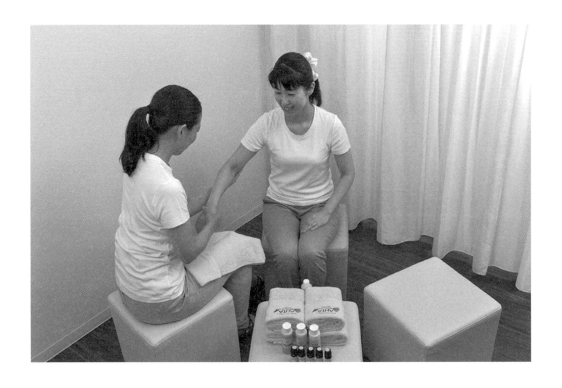

肩、肩甲骨周辺の関節

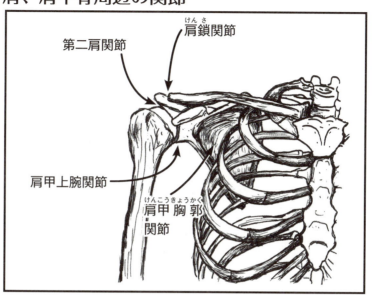

肘関節の構造

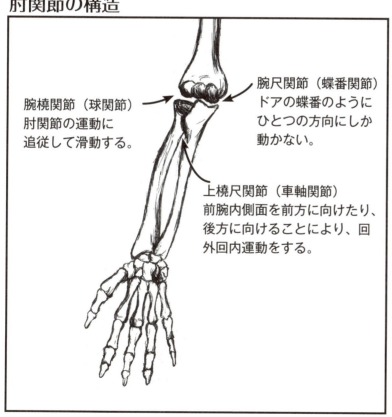

最高の肘かけ

　腕を組んで休ませたり、肘をついて休ませたり、膝の上に置いたクッションに肘をのせたり……。そうしてちょっと腕を休ませるときは、だいたい頭も休憩したいときです。

　肘かけ椅子の良いところは、ちょっと考えに行き詰まったときに、ふと肘を置けること。そして、立ち上がるときに、よいしょっと、手のひらをつけて、軽々と立ち上がることができるところです。

　では、よい肘掛けとは、どんなものでしょう。

　ギシギシ、グラグラ、ガタガタは、悪い肘かけによりかかったときに出そうな音です。

　ちょっとぐらい体重をかけても、斜めに動いても、しっかり受け止めてくれる安定感のある肘かけは、良い肘かけです。

　アロマハンドトリートメントにおいて、とても大切な動きは、「肘かけの動作」です。

　肘かけの動作は、クライアントの手や腕を肘かけに代わって支える動きで、アロマハンドトリートメントでは、「支え手を作る」といいます。

　複雑な動きができ、敏感で繊細な感覚をもつ手腕部に施術をするのですから、支え手が悪いと、施術の心地良さを感じにくくなり、クライアントは不安になります。

　良い肘かけのように、良い支え手を作って、クライアントの手と腕を安定させると、施術の動作がとても良くなります。施術を受けるクライアントも、安心して腕を任せて、頭を休ませることができるので、とても心地良く施術を受けられます。

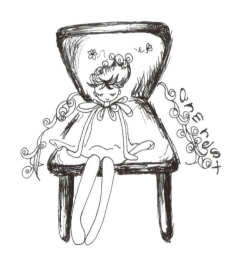

1
母指以外の手の指をしっかりくっつけて、母指球をクッションにします

手のひらを見て、一番高さのある場所を見つけてください。それは、親指の根っこのあたりから手首の方に向かったところですね。そこが手のひらで一番に筋肉が発達しているところです。
そこを母指球と呼びます。母指球には4つの筋肉があり、これが親指全体を動かしています。
この母指球で、クライアントの手を、包み込むように支えます。

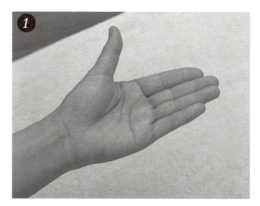

2〜4
肘かけを作ります

肘から手首までの前腕には、2つの長い骨があります。橈骨と尺骨といいます。
橈骨と尺骨は、前腕に平行にある骨ですが、手首のところで交差することで手のひらを裏表にひっくり返すことができます。この構造により、胸の前で腕組みができますし、隣の人のお猪口(ちょこ)に器用にお酌(しゃく)だってできます。
この橈骨と尺骨は、クライアントの腕全体をしっかり支える肘掛けのような役割をします。

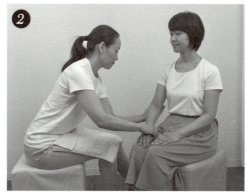

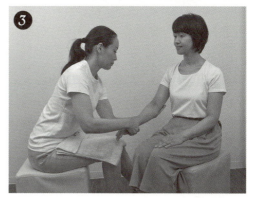

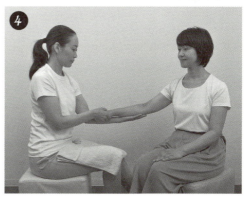

右手から施術をするわけ

　アロマハンドトリートメントでは、クライアントの右側から施術を行います。右の施術が全て終わったら、次に左を行います。
　どうしてでしょう？　右手と左手は違うのでしょうか？　身体の左右は違うのでしょうか？
　内臓も同様に左右対称ではありません。解毒と栄養の蓄積と代謝を行う肝臓は右寄りにありますし、古くなった血液をリセットする脾臓は胸の左下にあります。
　顔もよく見ると左右対称ではありません。右利き、左利きなどという言葉があるように、手と腕ももちろん右と左では異なる働きをしています。

　わたしたちがとくに注目するのは、胸の中央からやや左側寄りにある心臓です。心臓は、全身の血液を回すポンプです。
　まず、右側から身体を巡って二酸化炭素を多く含む血液を受け取ります。
　受け取った血液を肺に送り、肺から戻ってきた酸素を多く取り込んだきれいな血液が心臓の左側に戻ります。
　そして、心臓の左側から全身に血液を送り出します。
　心臓という血液の集積場は、右側に入口があって、左側に出口があることになり、左と右で違う動きをしているのです。

　こうした理由から、施術をするときにも身体に負担がないように、右の手と腕の施術を先に行い、続いて左の手と腕の施術を行います。
　つまり、先にクライアントの右腕に施術をすることで、体内の二酸化炭素を含んだ血液が、心臓の右側にある入り口に戻ることを助けます。
　その後、クライアントの左腕に施術することで、心臓の左側から出た、酸素を多く含んだ血液が全身に送り届けられるのを助けるのです。

　施術時間も、身体の左右で変えることがあります。
　クライアントにむくみがあるなら、右手の施術を長めにします。また、クライアントが疲れていて元気が出ないなら、左手の施術を長めに施術を行います。

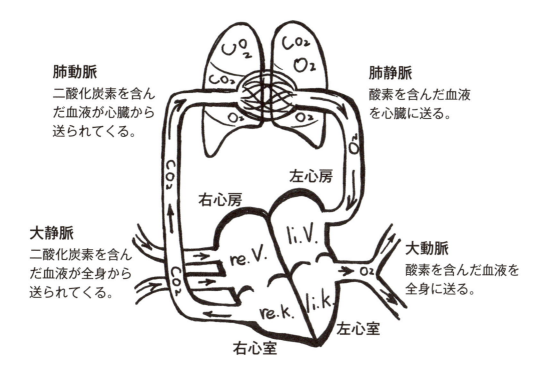

肺動脈
二酸化炭素を含んだ血液が心臓から送られてくる。

肺静脈
酸素を含んだ血液を心臓に送る。

大静脈
二酸化炭素を含んだ血液が全身から送られてくる。

大動脈
酸素を含んだ血液を全身に送る。

　全身を巡って二酸化酸素を抱えた血液は、静脈を通って心臓の右心房に入ります。
　次いで右心室から肺へ血液が送られ、その血液は肺を巡る間に二酸化炭素を返上して、酸素を受け取ります。
　酸素を含んだ血液は、左心房（心臓）に戻り、左心室から全身に送り出されます。

タオルのたたみ方はおもてなし

　タオルのたたみ方は大切です。
　きれいであることはもちろんですが、折り紙のように角をきちっとした「形」にします。労わる心を忘れないようにしましょう。
　社団法人アロマハンドトリートメント協会（AHTA）では、ロゴの刺繍があるタオルを使います。ロゴが「こんにちは」をするように、施術を受ける方に向かってちゃんと正位置になるようにたたんで、準備をします。
　「あなたが主役ですよ」の気持ちをこめて、自宅用ではないタオルで、おもてなしの心を表します。
　アロマハンドトリートメントは、顔と顔を見合わせてする「コミュニケーションヒーリング」です。「おもてなしのコミュニケーションヒーリング」が、「家で使った風」のなれ合いになってしまわないようにしましょう。
　タオルのたたみ方にも、「気持ちをリセットして、息抜きしてね」の思いを込めたいのです。
　どんなところでもできる施術だからこそ、タオルの「形」にはこだわります。おもてなしの「形」を、タオルで表わしましょう。

1
タオルをしっかり広げて伸ばします

このとき、角がゆがんでいないかどうかを確かめます。ゆがんでいれば補正しましょう。

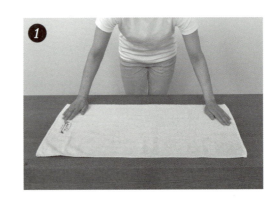

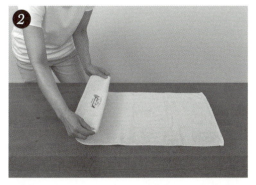

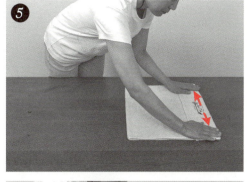

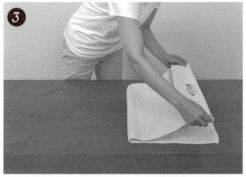

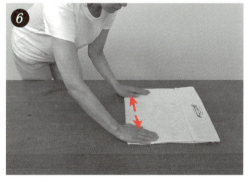

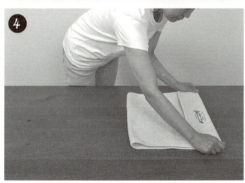

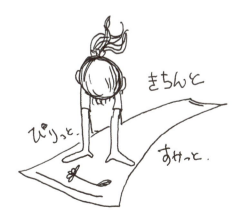

2～6
タオルの上部約12～15cmを折り曲げ、折った部分が上になるようにして、そのまま半分に折りたたみます

よれやゆがみがないように、手のひらで整えてください。

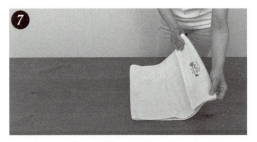

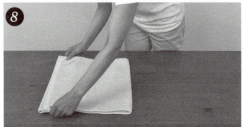

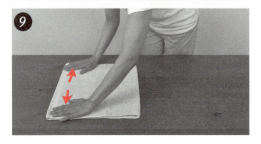

7〜10
裏返して整えます

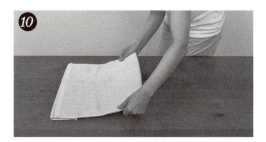

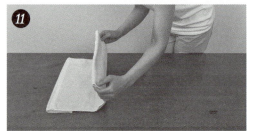

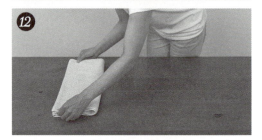

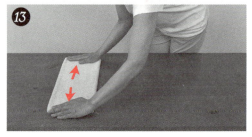

10〜13
もう半分に折り曲げて、整えます

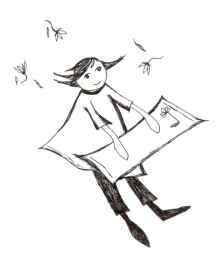

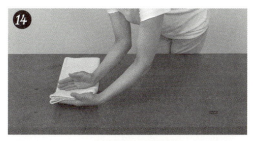

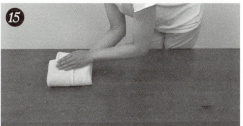

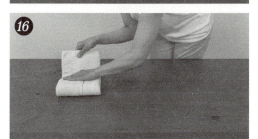

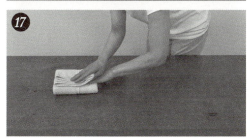

14〜17
写真のように三つ折りにします

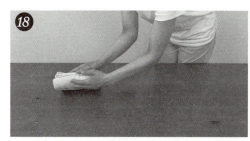

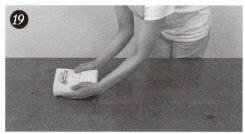

18〜19
表に向けなおします

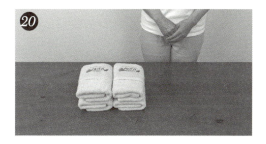

20
クライアントの肩と左右の手腕、セラピストの膝上に敷くためのタオル、合計4枚を、写真のように整えます

Part 1　アロマハンドトリートメント　基本編　49

Step 1

タオルトリートメント
~ファーストトリートメントとしての重要性~

タオルトリートメントのねらい

　クライアントに触れる最初の一歩であるタオルトリートメントは、これからはじまる施術のための大切なファーストケアです。
　セラピストが晴れやかな気持ちで、楽しみにしていてくださいね、わたしも楽しみです、という心持ちならば、クライアントも共感できます。

ケアのはじまりです

　タオルトリートメントは、心身の緊張をほぐすとともに、血流を健全にして、手腕の状態を看る「効果と確認」をねらいとしています。
　腕の状態に問題はないのか、骨粗鬆症などの懸念はないのか、むくみはどのくらいか、人工血管などの挿入物はどうなのかといったことも含め、クライアントの心身全体に心を配ります。
　このとき、クライアントもセラピストを確認しています。クライアントがセラピストに対して、納得のできる信頼感があると感じると、共感が起こりはじめます。
　言葉で伝えてくださる方もあるでしょうし、じっと黙って安心感を受け取ってくださる方もあります。

タオルから触れることでクライアントの緊張を解きほぐす

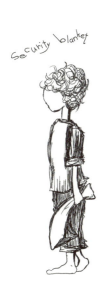

　ふわっとした厚地のタオルを両手で顔に近づけると、肩の力が抜けて癒されます。ライナス・ヴァン・ペルトの安心毛布に納得できる瞬間です。
　スキンシップが苦手でも、初対面の人に緊張しても、ふわっとした厚手のタオルに包まれたなら、ライナスでなくとも、ちょっと気を許してしまうのが人情というものでしょう。ライナス？　そう！　スヌーピーで有名な『ピーナッツ』に登場する、指をくわえて毛布を持っている男の子です。
　タオルトリートメントでは、クライアントに手で直接触れずに、

タオル越しにケアをしていきます。その大きさや厚み、心地よさにも十分に気を配ると、"ライナスの安心毛布"のようなタオルトリートメントができます。
　すでに述べたように、アロマハンドトリートメントは、目の前で触れることにより、触覚と視覚と聴覚を同時に働き、そこに生まれた共感によって、セラピストの安心感と肯定的な気持ちが増幅して、クライアントのテリトリー＝領域を、自然に広げます。小さくかたまってしまったテリトリーが広がっていき、自分のテリトリーだと感じる領域が広がるのです。
　つまり、タオルは、クライアントとセラピストの間の良い関係を取り持つ大切なツールなのです。施術中、クライアントにとっても、セラピストにとっても、タオルは自分に付随する部位になります。
　タオルトリートメントは、クライアントのペリパーソナルスペースを広げるための、その第一歩としてとても重要な役割を持っています。

安心タオルのおもてなし

　アロマハンドトリートメントでは、オーガニックコットンのちょっと厚手の幅広タオルを使います。
　身体と心を緩めていただくものですから、きちんときれいにたたんだ、ふっくらしたタオルを用意しましょう。
　タオルを両手で顔に近づけてみてください。ライナスのように、安心してほっとした気持ちになれたなら、それはきっと正しいタオルです。
　タオルトリートメントでは、はじめにふわーっとして、ほっとして、クライアントに「じゃ、お任せしましょうか」という気持ちになってもらえるように、ライナスの安心毛布をイメージして、しっかりと手腕を包みこみます。
　そして、血流が戻るように、手のひら全体でトリートメントをすると、クライアントの緊張がすーっとほどけます。
　腕は、頭や首と一番近くて、よく使う部位ですから、脳と神経の緊張感と、肩と首のこわばりがすっと抜けていきます。
　セラピストにとっては、クライアントの手腕全体の緊張感やこり感、または違和感などを見つけるための大切なプロローグです。

1～4
縦に二つ折りにしたタオルを後ろから掛けます

タオルを中表になるよう縦に二つ折りして、その中心を第1胸椎棘突起※1にあてるように肩にかけ、腕に沿って横に広げます。

※1：第1胸椎棘突起
首を前に倒し、首の後ろを上からなぞったときに最初に触れる突起が、第7頸椎棘突起。そのすぐ下にある突起が、第1胸椎棘突起です。

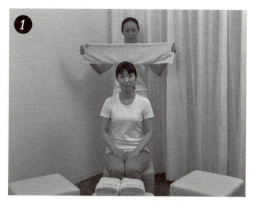

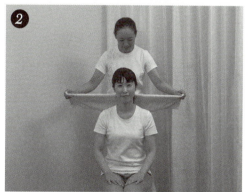

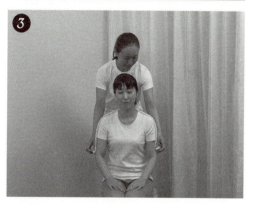

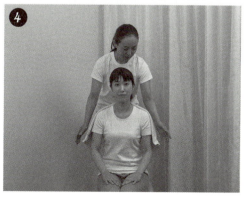

5〜8
折りたたんだタオルの上半分を、肩から前にかけます

このとき、クライアントの胸の前をタオルで覆う状態になるように心がけます。

タオルを胸の前で重ねてしまうと、施術中にタオルがずれてしまう原因になります。

タオルの端を両手で持って行う（写真7）と、クライアントの胸の前にかかったタオルが左右段違いになりにくくなります。

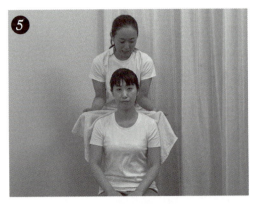

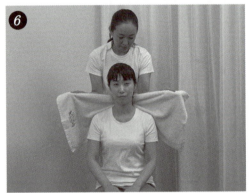

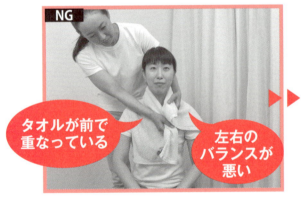

NG
タオルが前で重なっている
左右のバランスが悪い

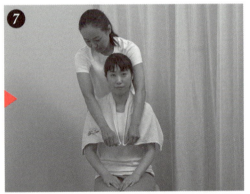

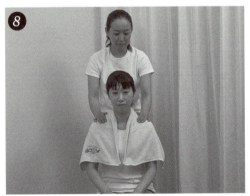

9〜10
タオルの上から両肩をなで下ろします

手のひら全体を使い、上腕骨頭から上腕の上3分の1あたりまでを、ゆっくりと温めるようになで下ろします。

ねらい：クライアントの肩と上腕骨の緊張をほぐし、呼吸が穏やかになるように促す。

※9〜13にかけての一連の動作は、施術へのプロローグになるため、ゆったりとした動きで、力を入れず、温めるような要領で行いましょう。

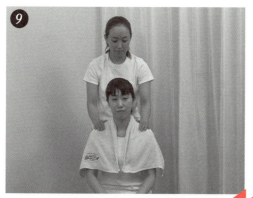

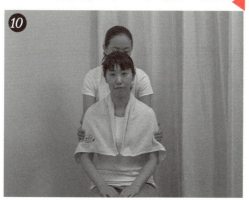

別角度から見よう！

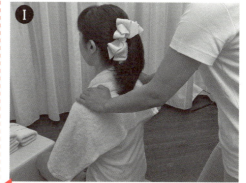

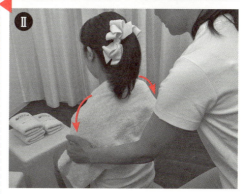

11〜13

脊柱の左右を手のひらで上腕方向に開くように流し、上腕をやさしく包み込むようにあたため、手を放さないようにして、手のひらを肩に戻します

写真Ⅰ〜Ⅲの動作を繰り返して、胸椎の上半分、第1胸椎から第6胸椎あたりまでを3〜4ストロークで行う。

手のひらをタオルの上を滑らせて、胸部全体を外へ開くイメージで行います。

第6頸椎あたりまでいったら、手首を軸にするようにして、ぐるっと回して手首から頸椎に向かって戻り、最初の位置に戻ります（写真Ⅴ〜Ⅶ）。

ねらい：クライアントの呼吸を整え、緊張をとる。

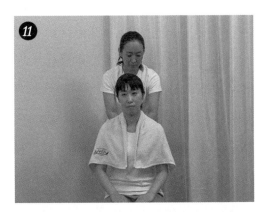
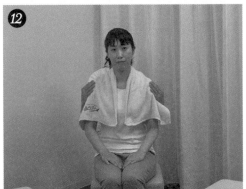
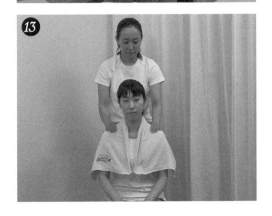

別角度から見よう!

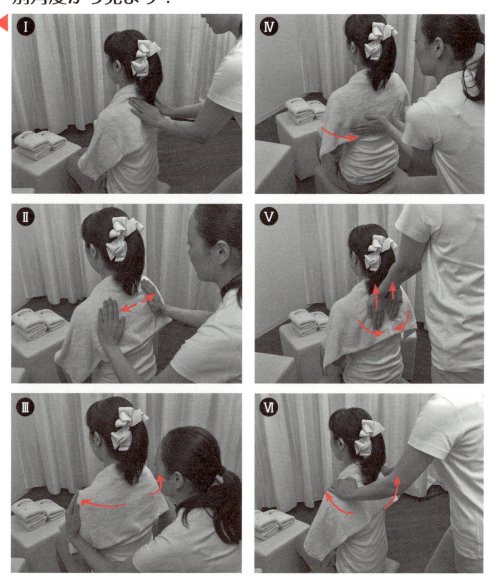

Part 1 アロマハンドトリートメント 基本編

14～16
クライアントの肩に触れたまま、右手側の椅子に座ります

右から施術を行います（44ページ）。
施術がスタートしたら、極力、クライアントから手を急に離したり、視野から外れないようにしましょう。
これは、クライアントに不安や緊張を与えないため。リラックスした状態から、急激な動きをすると、心拍の変動は、平常時よりも大きくなります。

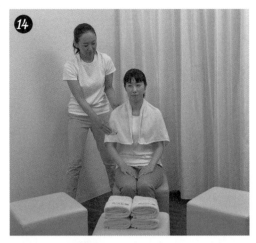

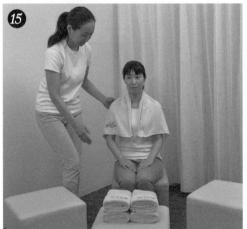

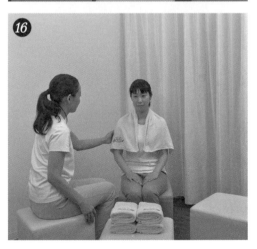

17～20
クライアントの手を、セラピストの膝の上に置きます

左手の手のひらでクライアントの肘を受け、右手でクライアントの手を持ちます。クライアントの手首を持つことは、手腕を不安定な状態にしてしまうため、絶対に行わない（写真17～18）。

クライアントの手腕を掲げ持たずに、セラピストの体勢を変化させて、膝の上に運びます（写真19～20）。
このとき、クライアントの肘から手部にかけてを、セラピストの手腕にのせて運ぶようにすると、流れるような心地よい手の運びができ、クライアントの安心感とセラピストへの信頼感が高まります。

肩関節と上腕の接合部である関節窩(かんせつか)は可動性が高く、浅い球関節であるため、不安定になりがちです。クライアントの上腕関節が、上下しないように気をつけましょう。

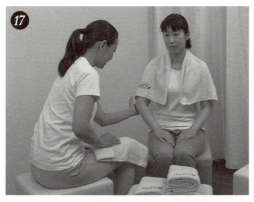
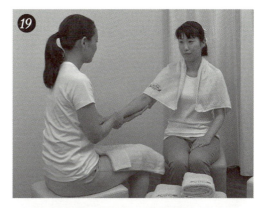
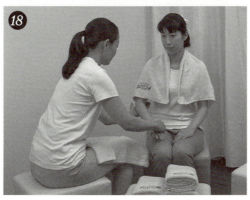
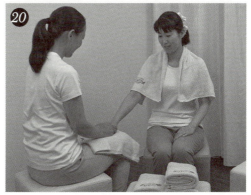

21 〜 25
タオルを肩からかけ、指先までしっかり包みます

肩にかける側のタオルの端は 12 〜 15cmほど折り返して、タオルの端がクライアントの顔にあたらないようにします。

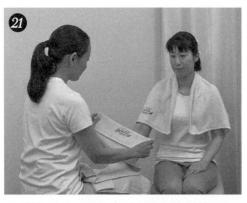

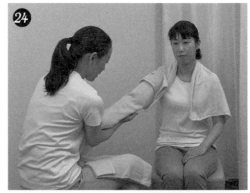

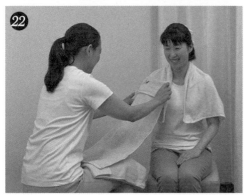

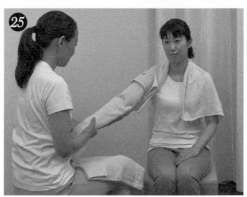

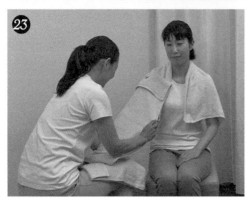

タオルの幅を腕の外側をやや広めにすることと、タオルの長辺をクライアントの腕と平行にすることで、きれいに包み込むことができ、その後の施術でずれにくくなります（写真Ⅰ）。

セラピストの左手腕は、クライアントの手腕を支えるようにしてタオルを押さえています（写真Ⅱ）。

支えとなっていた左の手腕を、クライアントの手の甲まで引きながら、右の手腕全体で、タオルを巻き込みます（写真Ⅲ、Ⅳ）。

別角度から見よう！

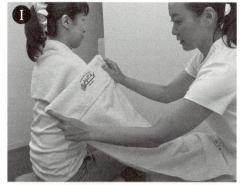
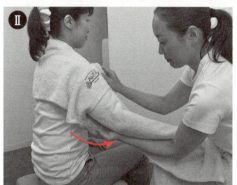
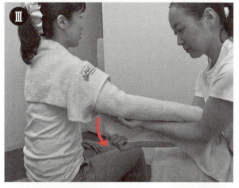
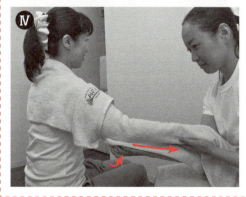

26～28
肘から腕の外側面（手の甲側）をニーディングします

肘から腕の外側面（手の甲側）をほぐしながら下ります。
このとき、セラピストの母指球をクライアントの手腕に当てるようにして、指に力を入れないように。指に力を入れると、圧力が一点だけにかかってしまいます。

施術の動きは、クライアントの手腕の血流を良くするように、セラピストの母指球をポンプのようにして行う。これにより、その後の施術の効果を高めます。

また、この施術は、クライアントの手腕の健康状態を確認するためでもあります。

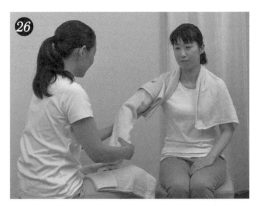

肘のあたりから指先まで下るこの一連の施術を3回程度繰り返します。
これにより、血行が良くなり、うっ血を改善するため、頭部・首・胸部の血流も良くなります。

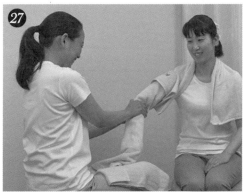

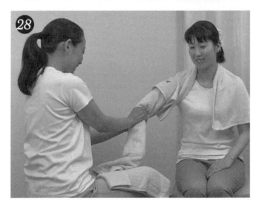

もっと詳しく！

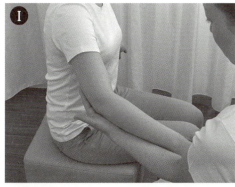

34～36の別角度（タオルなし）
Ⅰ～Ⅲは、クライアントの腕の外側から見ています。
両親指をそろえて（写真Ⅱ）、筋肉を割るようにほぐします（写真Ⅲ）。

Ⅳ～Ⅴは、クライアントの腕の内側から見ています。指先に力を入れずに行いましょう。

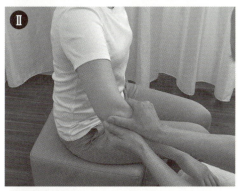

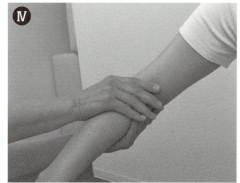

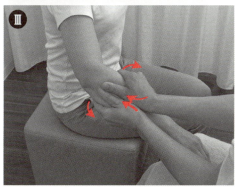

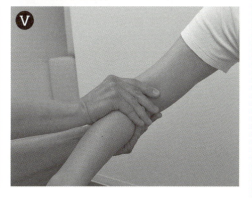

29～32
前腕の外側を割りほぐしながら、手首に向かって下りていきます

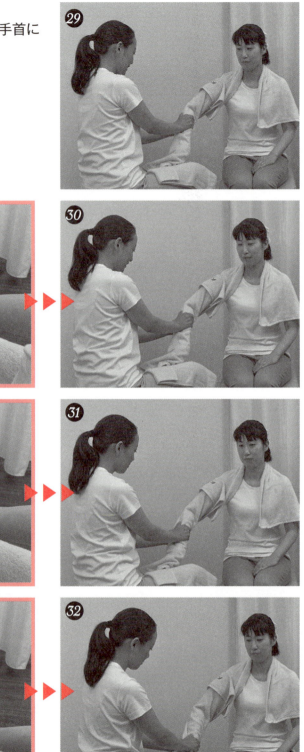

33 〜 35
施術の末端である手の甲と指先を割りほぐします

左右の手の母指と母指球をつけるようにして、クライアントの手の甲を、外側に割り開くようにほぐします。

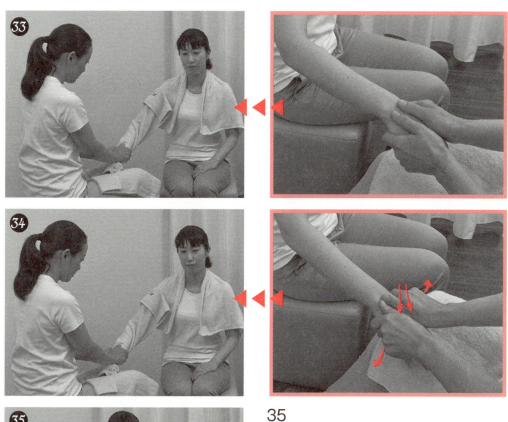

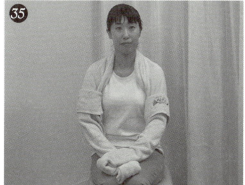

35
左手も同様にタオルを巻きつけてから、ニーディングを行います

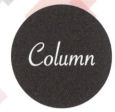

タオルトリートメントの手の甲ストレッチで開放感！

　わたしたちの手のひらには、握ったりつかんだりするために、屈筋が発達しています。とくに、母指は他の指と異なる働きをし、他の指とは違う方向を向いています。母指のつけ根である母指球には、親指のつけ根から手のひらにかけての広い範囲に、母指球筋群と呼ばれる屈筋肉群があります。

　この母指球筋群の働きによって、母指の内転や他の指との対立運動が可能になり、わたしたちは手を握ったりつかんだりすることができるのです。

　ただ、拘縮（こうしゅく）や加齢により筋肉が衰え、母指球筋群が委縮してしまうと、いっそう内側へ向いていってしまいます。また、手のひら側の屈筋が内側に縮む性質があります。

　手の甲を割りほぐすという施術では、萎縮した母指球筋群などの手のひら側の屈筋を解放することで、うっ血と緊張を取り除くことを狙っています。刺激を押さえ、やさしく丁寧に手の甲をそらせるようにすると、手指の末梢血管の血流が改善されます。

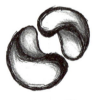

母指手根関節（鞍関節（あんかんせつ））
母指の手根にある関節で、二軸性の関節です。

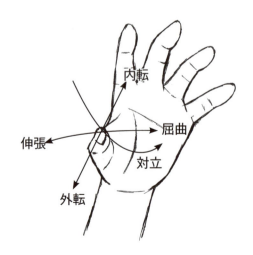

36〜39
クライアントの腕に巻いたタオルをたたみながら、肩の上にのせます

クライアントの手のひらを膝にのせたまま、両手でクライアントに巻いたタオルを開きます。このとき、タオルの縁から12〜15cmほどの位置をつまみ、つまんだ位置からタオルを折り曲げて持ち上げ、下のタオルの端に重ねます。
タオルを折り曲げるのは、タオルの縁が顔にあたらないようにするためです。

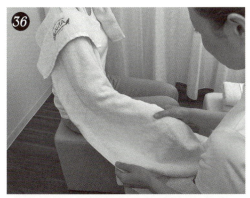

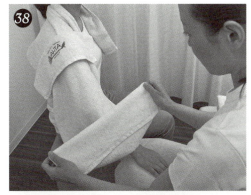

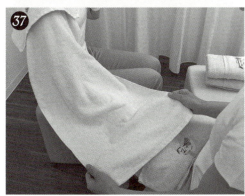

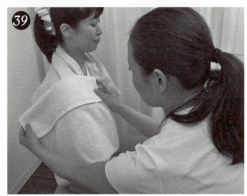

ここでは、このあとのステップ2からオイルトリートメントを行うために、右腕に巻いたタオルを外す動きを解説していますが、ステップ3のハンドトリートメントに入る前にもう一度タオルで右腕を巻き、保温・保湿することになります。
ですから、この時点で右腕に巻いてあったタオルは肩にのせておきます。ただ、肩にのせたタオルが不安定になると、「肩からタオルが落ちてしまわないか」とクライアントを不安にさせてしまうので、正しく学習してください。

40 〜 45
さらに折り重ね、肩関節よりも近位方向（首の方向）にタオルを上げます

肩関節の上あたり、または遠位方向（上腕方向）にのせてしまうとタオルが安定せず、落ちやすくなります。タオルが不安定な場所にあると、クライアントの安心感が薄れてしまいます。

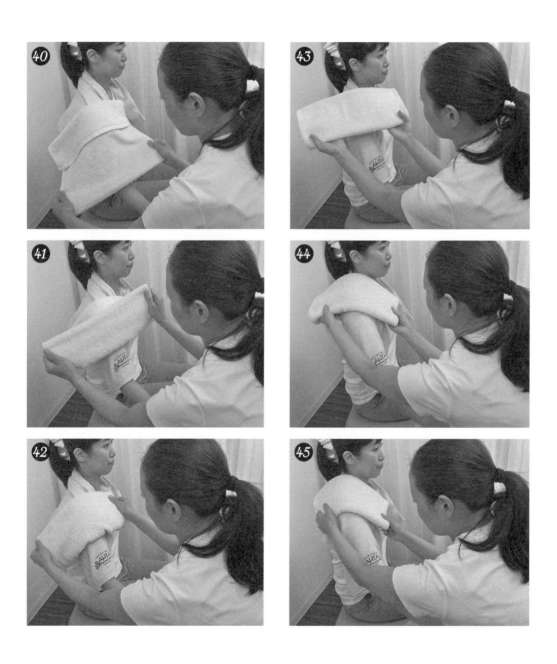

46～48
肩にかけてあるタオルの端を折り込んで、袖の内側に入れます

これは腕にオイルを塗布する際に、オイルが袖につかないようにする準備です。

49～51
肘のあたりを支えながら、手腕の内側を上に向けます（手のひらも上に向く）

クライアントの手腕を、セラピストの手腕で導き、手のひらが上を向くように膝の上にのせます。

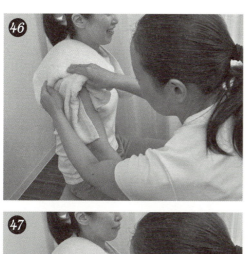
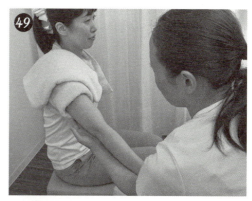
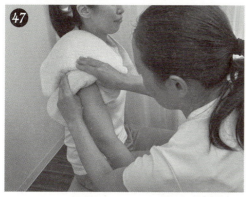
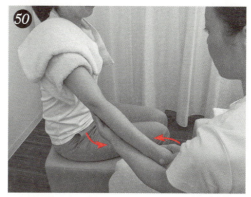
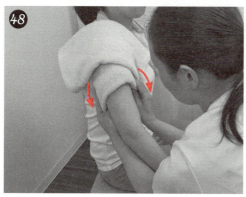
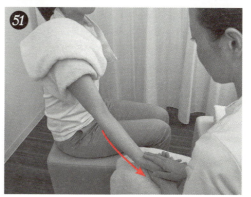

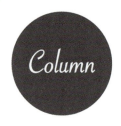

「触れる」と「癒やす」

　疲れた肌に、すーっと伸びていくスペイン産のアプリコットオイルに、若い緑の中にはちみつのような甘さを広げたダマスクのバラの香りをなじませて、お風呂上がりの頬の上に広げます。
　頬の上でなめらかに広がるバラの香りのアプリコットオイルに背中の緊張がほぐれ、その日の疲れが溶けて流れていきます。

　癒されるとは、どういうことでしょう。
　触れるとは、どういうことでしょう。

　【触れる】と【癒す】は、セラピストにとって、とても重要なキーワードです。
　これらの言葉がもつ本来の意味を探りながら、わたしたちにとっての「触れる」と「癒やす」について考えてみましょう。

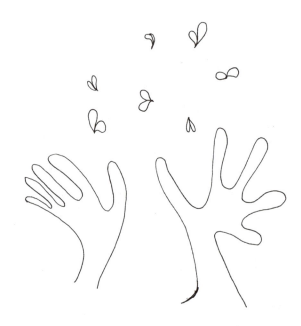

触る

　明治のはじめに、近代日本語の国語辞典として編纂された『言海』の中で、【触る】には、「あたる、さはる、染む、感ず」と記載されています。

　「染まり、感じる」という言葉は、「共感」という2文字に言い換えられるのではないでしょか。

　「共感」は、クライアントが、セラピストと同じ空間にあると感じ、安心することができる感覚です。

　「共感」と似ているように思われて、よく間違えられてしまう感情に「同情」があります。

　「同情」は、「悲しいの？　かわいそう」ですが、「共感」は、「悲しいの？　そう、悲しいんだね」です。「同情」は、セラピスト自身もクライアントも、癒しとは反対方向に向かわせてしまいます。落ちていく感覚といってもいいかもしれません。

癒ゆ

　『言海』の中で【癒ゆ】とは、「病が治まる、治す、全快す」とあり、『言海』が編纂された明治期には、癒すことは治すこととして認識されていたことがわかります。

　しかし、現在のわたしたちは、病院で癒されるとは言わず、治すと言います。

　一方で、アロマトリートメントで治すとは言わず、癒やされると言います。

　わたしたちはいつのまにか、「治す」のは医師で、「癒す」のはセラピストの仕事として認識しています。

　現在のわたしたちは、治すことに癒しは求めていないのかもしれません。わたしたちが、「癒し」に求めるのは、「精神的な安心感や心地よさを取り戻し、身体と心を楽にする」ということです。

　けれど、本来の「癒ゆ」が「治す」という意味をもっていたことを思い返すと、「癒ゆ」の尊さを感じます。

Step 2

前腕と手部の
アロマハンドトリートメント
～キャリアオイルと適切な皮膚感覚を学ぶ～

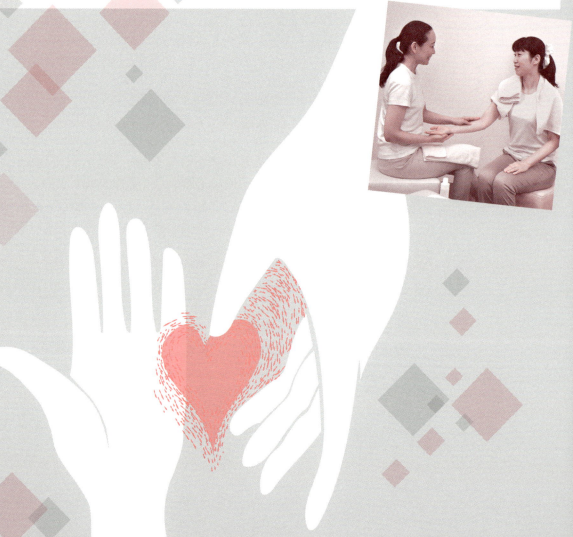

手腕、裏表、陰陽と
心地よい循環

すべての自然の営みには陰と陽がある

　遠い宇宙の星から地上の小さな野花まで、自然の営みにはすべて陰陽があるというのが、陰陽説の根本です。
　木に照る日差しの明るさは陽、その下にできる木陰が陰。陰陽説によると、森羅万象はこの陰と陽の二気の働きによって消長盛衰するとされています。
　そして、この陰と陽の二気は、命はもちろん、政治や経済、道徳や日常の営みにまで見られると説かれています。
　陰と陽のキーワードを少しだけ挙げてみるとこんな感じになります。

　陽……乾、温、動、衛、出、昼、外側、動脈、排泄、春、夏、晴

　陰……湿、冷、静、営、入、夜、内側、静脈、吸収、秋、冬、雨

　臓器にも陰陽があります。腎臓・膀胱・肺・大腸は陰に属し、肝臓・胆のう・心臓・小腸は陽に属します。ちなみに胃や脾臓は陰陽の中庸にあたります。

　人の身体にも陰陽の二気があります。背中は陽で、お腹は陰です。
　陽は活発な外側への動きであり、衛りと排泄を司ります。
　陰は穏やかな内側への滋養で、営みと滋養を司ります。

腕の内側と外側でアプローチは違う

　このステップ2「前腕と手部のアロマハンドトリートメント」では、クライアントの手腕に施術を行いますが、ここに陰陽の理論を応用します。腕では、内側は陰、外側は陽。手のひらは陰、手の甲は陽です。

陰である腕の内側は、求心性（心臓に向かう）のエフルラージュ（軽擦法）による、穏やかでゆったりとした、神経の緊張をほぐし、穏やかにするような施術で、減弱化していく気の滋養とリラックスを促します。

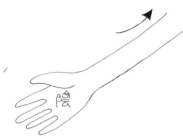

　その逆に、腕の外側、肘のある側は陽ですから、筋肉や血液、リンパを排泄しやすいように指先方向へ流すような施術が適しています。
　施術としては、ニーディング（揉捏法(じゅうねつ)）を用います。腕の内側への施術とは対照的に、ややしっかりと疲労物質を排泄するイメージで、心臓から遠ざかる遠心性のトリートメントを行います。これにより、気の解毒や老廃物、疲労物質などの排泄を促します。

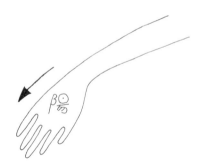

　アロマハンドトリートメントは、繊細な手と腕を通して、心身全体の陰陽を整え、自律神経が調節されるように働きかけます。自律神経の調和をとることで、高血圧、動悸(どうき)、多汗といった自律神経が直接関与する不調を改善します。

人体は、都市の道路網と似ている

人体のメインストリート

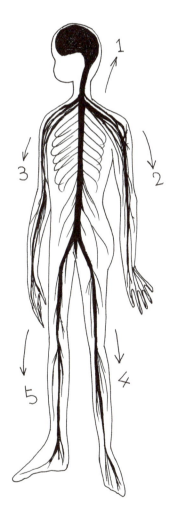

　人の身体を通る神経は、胴体を真ん中に、頭部、左右の手腕、左右の脚の5本に枝分かれして、神経を通して様々な信号をやり取りしています。

　胴体の中心を走る信号のメインストリートが背骨、いわゆる脊椎(せきつい)です。人の脊椎は、5本に枝分かれした先と、正しく信号を送り合うことができるように、精密な神経叢という神経の束を備えています。この脊椎の神経叢を、脊髄(せきずい)と呼びます。

　脊髄は、「体性神経」と「自律神経」という2つの信号システムで、頭部・手腕・脚の各末梢間の伝達を担っています。

　「体性神経」は、感覚と運動という「物理的な信号システム」で伝達を行います。

　「自律神経」は、交感神経と副交感神経という「化学的な信号システム」で伝達を行っています。

　「体性神経」も「自律神経」も、どちらも一方通行の伝達ではなく、多重通行といっても良いほど複雑な伝達をするため、脊髄の複雑な神経叢がうっ滞してしまうと、人体の情報の流通がストップしてしまい、生命に悪影響、もしくは危険を生じさせてしまいます。

人の手が受け取るもの

　手には、他のどの身体の末梢(まっしょう)よりも、ずっと敏感な運動機能と感覚機能が密集しています。食べ物を口に運んだり、文字を書いたり、パソコンのマウスを動かしたり、重い荷物を持ち上げたり下ろしたり、様々なことができます。

　こうした手腕も、「自律神経」と「体性神経」の信号を、瞬時に受け取ったり、送ったりしながら、活動しています。

　その信号の伝わり方は、たとえばこんな感じです。

　手に触れたものが、柔らかいか、かたいか、温かいか冷たいか、といった情報が、手腕の末梢から脊髄メインストリートを通る「体性神経」により、中枢のコントロールセンターである脳に伝えられます。

　すると、脳の情動の座は、「わたしの心身にとって良いものなのか？　それとも悪いものなのか？」といった具合に、情動や感情を含んだ評価を行います。

　それとほぼ同時に、「リラックスした心身の状態」にするのか、「緊張感を持った心身の状態」にするのかを、脊髄メインストリートの自律神経信号システムを通して、全身に伝達します。

手の感覚から安心感と心地よさを全身に届ける

　手で受け取った敏感で繊細な情報は、手と脳との間だけの信号としてだけではなく、身体全体へ伝わります。情動を含み、神経を巻き込み、安心できるのか否かといった具合に。そして、それに対応すべく、心身をコントロールします。

　脊椎のメインストリートは、それらの伝達を縦横無尽に行うことができるような道なのです。

　アロマハンドトリートメントは手腕に行う手技ですが、手腕だけに注意を払っていては、効果的な施術にはなりません。可動域の広いつなぎ目である肩甲骨や鎖骨（上肢帯(じょうしたい)）は、メインストリートと手腕をつなぐロータリーのような場所です。上肢帯ロータリーのうっ滞に注意を払いつつ、脊椎メインストリートを行き来する情動情報を含む神経信号を、心地よく心身に送り届ける施術方法こそ、アロマハンドトリートメントにおいて、最も重要な基礎となります。

キャリアオイルと芳香植物を使う

　このあとに行う手の反射区療法を効果的に行うために、ステップ2で行う「前腕と手部のアロマハンドトリートメント」は要になります。
　アロマハンドトリートメントは、自然素材であるキャリアオイル（植物油）と芳香植物（精油）を使用することを基本としています。アロマハンドトリートメントで使用するこれらの自然素材の選択の仕方については、パート3で触れることとし、ここでは手技に関する説明をしていくことにいたします。

キャリアオイルはたっぷりと塗布しましょう

　前腕部に行うトリートメントは、5gタッチの圧力で行うエフルラージュ、サークルトリートメント、ニーディング法を用いて行うストレッチトリートメントの、3つの基本の手技で構成されています。
　どの手技も、オイルの塗布の仕方や、使用する量の加減が大切です。少なすぎると摩擦を起こしますから、心地よくないのは当然のことながら、敏感な肌の方の場合、あとになって摩擦による炎症が現れることがあります。キャリアオイルはたっぷりと塗布しましょう。

　しかしながら、温めながらオイルをたっぷりとこぼさないように塗布するというのは案外と難しく、練習と慣れが必要です。見るとするのでは大違いで、意外と難しいオイルの塗布法ですが、考え過ぎずに見よう見まねというのが、案外うまくできるコツになると思います。
　そう言われても難しいですよね。まずは、施術を受けてみるというのが、第一の練習です。大切なのは、施術を受けながら5gタッチを感じ取ることです。1円玉1個が1gですから、1円玉5個の圧力による施術は、言うは易し、行うは難しです。これは、キャリアオイルの塗布がうまくできてはじめてかないます。

クライアントの手腕とセラピストの手のひらが触れあうところで、キャリアオイルがレールを滑るように滑り伸びていけば、5gタッチに限りなく近づいています。
　もし摩擦感があれば、皮膚表面に摩擦が起きていますから、5g以上のタッチとなり、最良のエフルラージュではありません。最良のエフルラージュは、神経を鎮静し、キャリアオイルの経皮吸収を効果的に行うことができます。

ひとりでできるオイルトリートメントの練習

　練習を兼ねて、若肌づくりができる方法を紹介します。
　湯船に浸かった状態で、自分の顔に塗布する方法です。
　アプリコットカーネルオイル20mlにフランキンセンス精油2滴とローズマリー精油2滴を希釈して顔に塗布してみましょう。
　このブレンドは、ほうれい線とたるみを改善して、毛穴が目立たなくなくするのに効果的です。

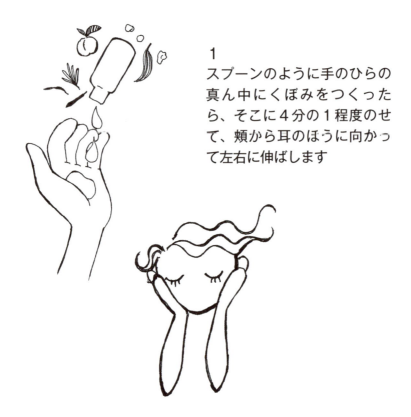

1
スプーンのように手のひらの真ん中にくぼみをつくったら、そこに4分の1程度のせて、頬から耳のほうに向かって左右に伸ばします

2
ふたたび4分の1程度を手にとって、眉から額の上方に向かってブレンドオイルを広げていきます

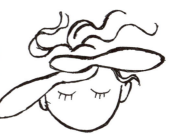

3
もう一度、同様にオイルを手にとって伸ばし、顔全体になじませましたら、鎖骨から首、顎と広げていきます。

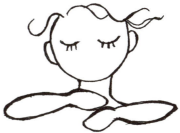

　お風呂のなかにオイルが落ちなかったら成功です。
　手首の使い方がポイントになります。オイルを温めながら、手首をしっかり曲げて塗布するとうまくできます。
　ぜひ、チャレンジしてみてください。

前腕のエフルラージュ
オイルの塗布と兼ねて

期待できる効果
　ストレス・神経の過緊張の緩和、自律神経の調和、高血圧・動悸・多汗の改善

ポイント
　オイルを腕の内側と外側に塗布しながら、血液を末端まで流し送るイメージで両手を使って、5gタッチのエフルラージュと、やや強めの圧力で流すニーディングを3回程度ゆったりと繰り返します。

1～10
オイルを手に取り、クライアントの手腕に塗布します

慣れないうちは、一度にオイルをつけようとせず、何度かに分けてゆっくりとつけるようにします。

キャリアオイルを足すときも、セラピストはどちらかの手をクライアントの手腕に触れて、オイル塗布を行います。両手が離れる瞬間がないようにしましょう。

オイルの塗布については、82ページでさらに詳しく解説します。

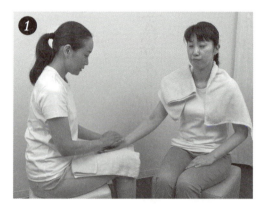

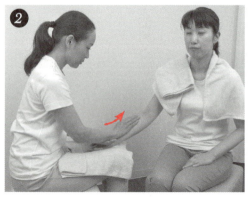

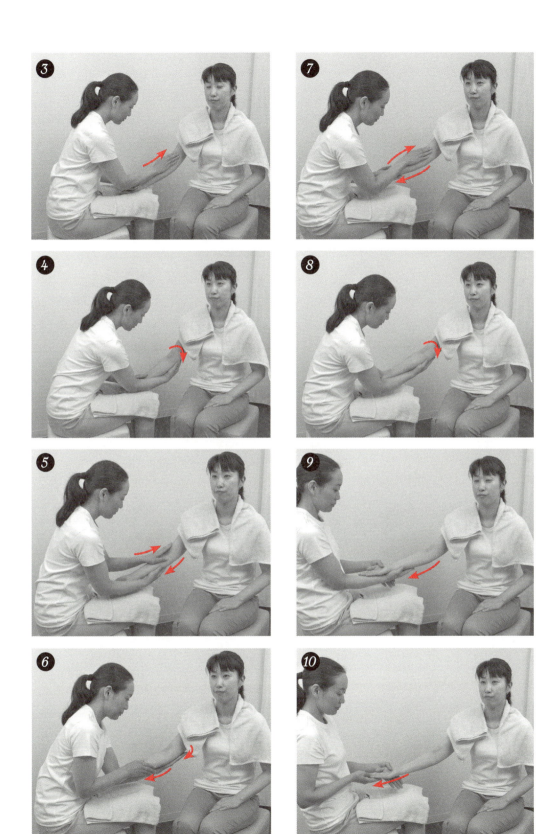

Part 1 アロマハンドトリートメント 基本編 81

もっと詳しく！

　オイルを手にとるときは、手指をしっかりとくっつけて、スプーンのように手のひらの真ん中にくぼみをつくり、オイルを注ぎ入れます。
　オイルを塗布するときの手の動きは、常にクライアントの手腕に対して平行です。
　また、写真では少し見づらいかもしれませんが、手のひらの中央部には少し隙間を作ってあります。カプセルが割れるようなイメージで、徐々に手のひらの中央部の隙間を減らし、密着させていきます。

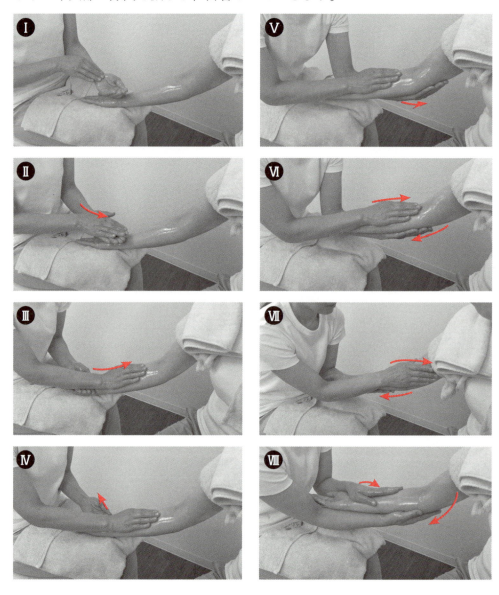

注意
・皮膚への摩擦は、そのまま神経を刺激することにつながります。密着させた手のひらに摩擦を感じる前にオイルを追加しましょう。
・手の動きが速くならないように、クライアントの呼吸に合わせて行います。

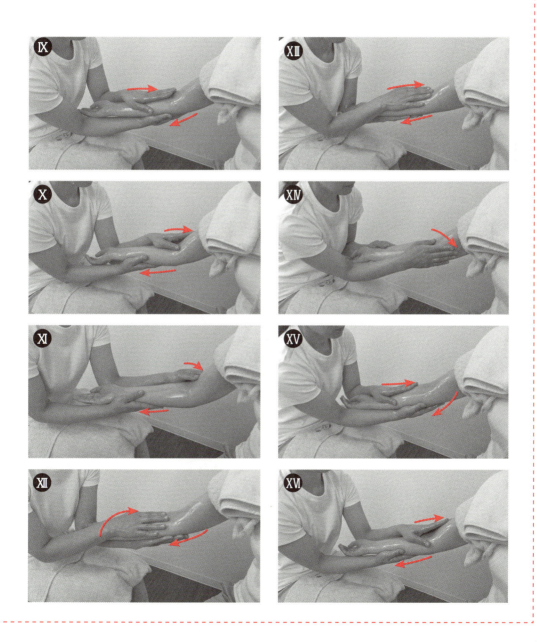

Part 1　アロマハンドトリートメント　基本編

11～14
5グラムタッチのエフルラージュ
腕の内側（手首～上腕下部）

腕の内側は、手首から上腕下部辺りまで、心臓に向かってエフルラージュで流します。

力をかけすぎず、5ｇタッチを意識し、心臓の鼓動より速いスピードにならないよう、深呼吸するようにしてゆっくりとしたリズムで行います。

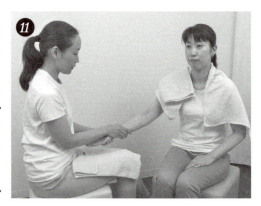

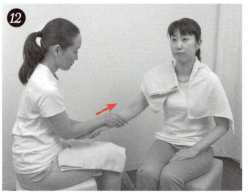

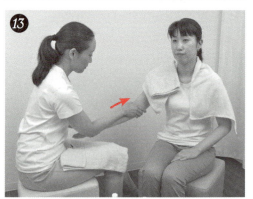

写真14はニーディングへの折り返し（写真Ⅴ～Ⅵ）。

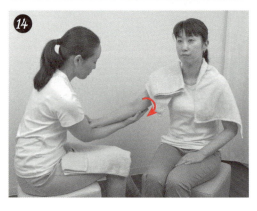

セラピスト目線で見よう！

写真Ⅰ
左手の母指以外の四指で裏から、母指全体で表から、クライアントの母指球をやさしくはさむように支えます。

写真Ⅱ～Ⅵ
母指と示指（人差し指）をＶ字に手を広げ、つけ根がクライアントの腕の内側の中心を通るように、手首から上腕下部あたりまで、エフルラージュで流します。

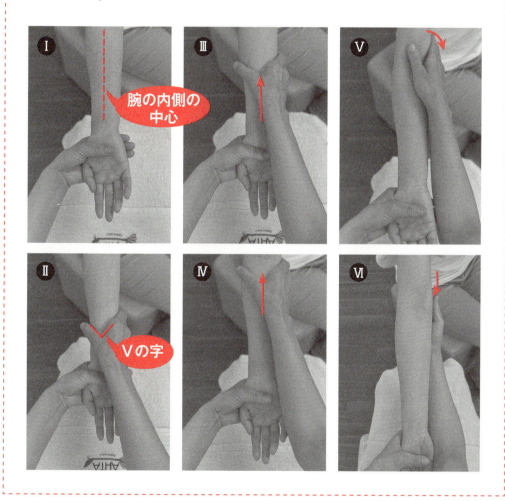

15～18
やや強めの圧力で流すニーディング
腕の外側（肘の上～手の甲）

腕の外側には、肘のあたりから手の甲を通って指先まで、遠心性（心臓から離れていく）トリートメントを行います。

手先だけの動きにならないように、上半身を後ろにさげる動きを使って、手を引き寄せます。

クライアントの指先まで、しっかり引いてくること（写真Ⅰ）。

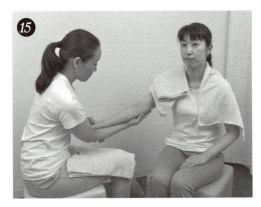

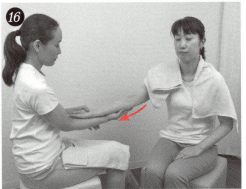

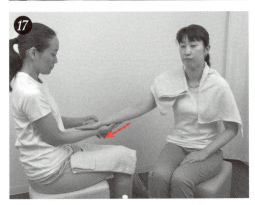

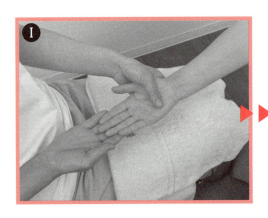

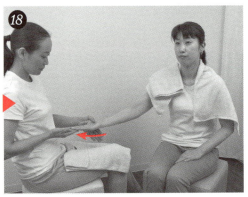

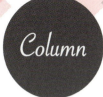

練習会

　教科書を広げて勉強をしていた学生の頃とは少し違い、大人になって身につける学びのかたちは十人十色。
　習いに行くことが楽しい人や、資格の認定を目標にしている人、仕事や生活にすぐに活かしたい人。大人の思惑は、それぞれに違います。

　アロマハンドトリートメントは、練習が大切です。
　学んだことがちゃんとできるのか、できるようになるにはどうしたらよいのか、実際に誰かの腕を触れてアロマハンドトリートメントをしたら、どういうふうに感じてもらえるのか。

　施術は、一期一会。コンサートや演劇と同じです。
　昨日うまくいったからといって、今日も同じことをしてもうまくいくわけではないから、そこが面白いところです。
　経験をひとつずつ積み重ねていくと、いつのまにかそれぞれによい施術者になっていきます。鍛錬していくと、タオルの扱い方やオイルの作り方、椅子の並べ方や挨拶の仕方、当たり前の動作の中にプロだなあと感じさせてくれる良い意味での「慣れ」が出てきます。

　きれいな「慣れ」は、心地よいものです。自然と笑顔が出てきます。
　練習会で誰かの手を借りて施術をします。今度は手を貸して、施術を受けます。気づくことがたくさんあります。それは明日につながります。

サークルトリートメント

期待できる効果
　ナーバスな神経の緊張の解放

ポイント
　腕の内側に行うサークルトリートメントと、腕の外側に行うニーディングで1セット。これを3回程度ゆったりと繰り返します。

1～8
サークルトリートメント

腕の内側面全体にオイルを穏やかに塗布しながら、5gタッチのエフルラージュを腕の内側方向へ流すイメージで行い、手を離さずに柔らかなタッチで戻ります。この動きを、サークルを描くように行います（90ページ）。

そして、次のエフルラージュをはじめる位置が徐々に上腕へ近づいていくように、連続してサークルを描き、肘まで位置を上げていきます。

セラピストの手のひらの縦の長さと、クライアントの腕の長さの関係で、施術のストローク回数は変わりますが、3～4回くらいが平均的な回数になるでしょう。

手を戻すときには、セラピスト自身の体幹を後ろへそらせながら行うと、やわらかなタッチができます。

筋肉と血管・リンパの緊張を和らげるために、これまでの動きと同様に、心臓の鼓動より早くならないよう、ゆっくりと大きなストロークを心がけましょう。

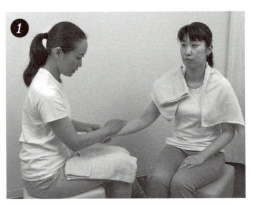

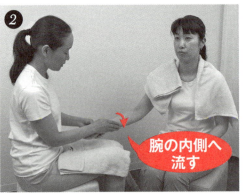
腕の内側へ流す

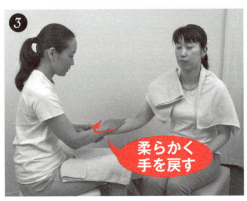
柔らかく手を戻す

手根部（手のひらのつけ根あたり）から柔らかなタッチで、密着させて行います。

指先がバラバラにならないように示指から小指までくっつけて行いましょう。指先がバラバラですき間ができると、オイルが指の間からこぼれてしまいます。

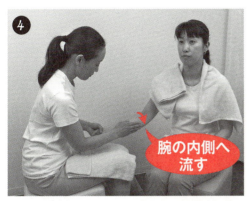

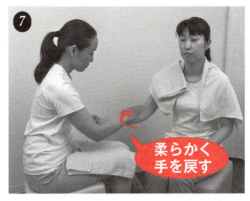

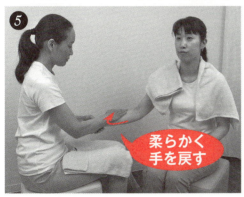

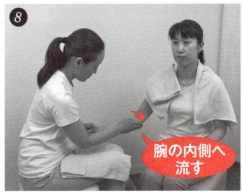

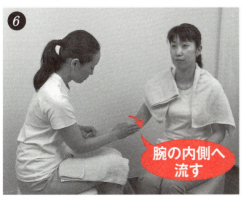

セラピスト目線で見よう！

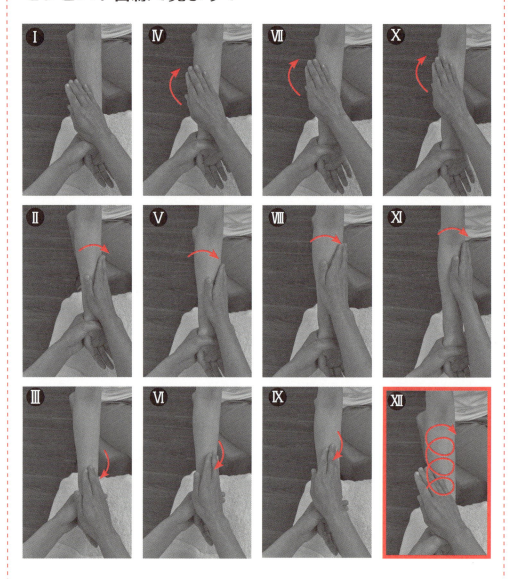

エフルラージュで内側に流す（写真Ⅱ、Ⅴ、Ⅷ、Ⅺ）。
手を放さずに柔らかなタッチで戻る（写真Ⅲ、Ⅵ、Ⅸ）。
次のエフルラージュをはじめる位置を少しずつ上げていく（写真Ⅳ、Ⅶ、Ⅹ）。
この動きをサークルを描くように連続させて、クライアントの肘まで行きます。
写真ⅫはサークルトリートメントⅡの動きの流れです。

9～11
腕の外側を指先までニーディング

サークルトリートメントを肘まで行ったら、腕の外側に手を回して、ニーディングで肘から手の甲、指先まで下ります。

手先の動きにならないように、セラピストは体幹を後ろへそらせながら手を引きましょう。

ここから写真1に戻って、サークルトリートメントを繰り返します。

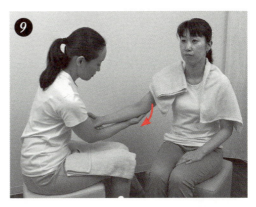

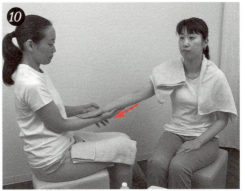

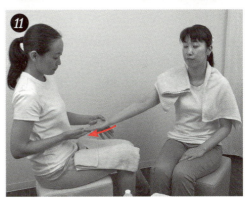

手・腕のストレッチ

期待できる効果

　頭・心臓・肺などの上半身の疲労回復、顔のむくみ取り、筋肉の疲労物質を取り除く。

　肩こり・首こり、腕の曲げ伸ばしに不安のある方や、神経の緊張が抜けず、常に力が入ってしまう方に効果的です。

1～4
サークルトリートメントから続けて行う場合、施術の準備として、クライアントの腕を外側が上を向き、手のひらが下に向くように導き、膝に置きます

右手でクライアントの母指球を支えます（写真2、Ⅰ）。
左手でクライアントの肘の下から支えて（写真3）、左腕で「最高の肘掛け（42ページ）」を作ります。

クライアントの肘に添えた手を持ちあげてしまうと、肩関節に負担がかかりますので注意が必要です。

左手でクライアントの肘を外に向けるように導きながら、右手でクライアントの手のひらを返します（写真4、Ⅱ）。

この両手の動きがうまくできると、クライアントに違和感を与えずに次の施術に移行できます。

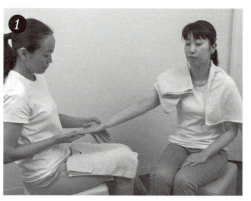
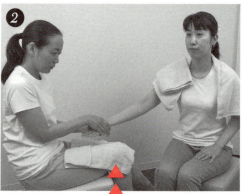
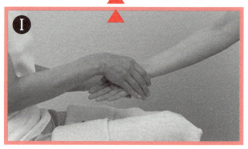

ポイント

　腕の外側のストレッチ、腕の内側のストレッチ、腕の外側のニーディングを１セットとして、血液を末端まで流し送るイメージで ３回程度ゆったりと繰り返します。

　この施術は、腕の施術でもっとも重要です。肘と手首にはさまれた前腕の筋肉群は、日々酷使されることが多く、コリやすい部分だからです。また、神経が圧迫されることによって引き起こされる絞扼性神経障害の改善にもつながります。

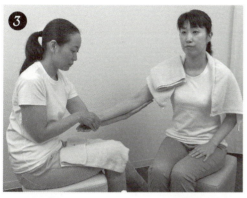

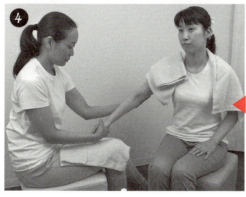

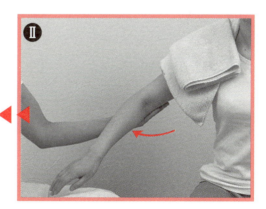

5～10
腕の外側（肘の上～手の甲）のストレッチ

腕の外側を中心線から横に開くように、ストレッチしながら下りてきます。筋肉を横に引き延ばしてこわばりを緩めるようなイメージで、指に力をかけないように母指球全体でストレッチします（写真5～8）。

クライアントの腕は肘から下が回内位になりますので、手首をひねらないよう肩から指先の位置に気を配ります。

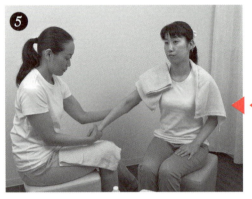

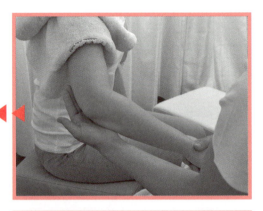

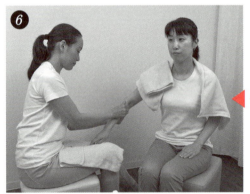

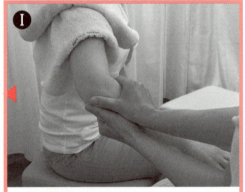

クライアントの肘に添えた左手に、右手を合わせて、親指の側面を合わせます。親指を合わせる位置は、クライアントの肘の中心です（写真Ⅰ）。
このとき、肘に真上から力をかけないように気をつけてください。

腕の中心線から開くように横にストレッチします（写真Ⅱ）。

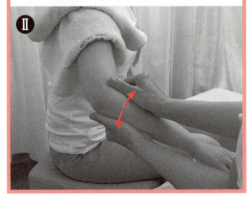

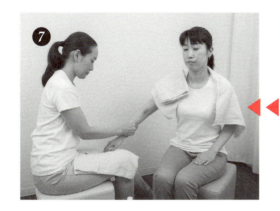

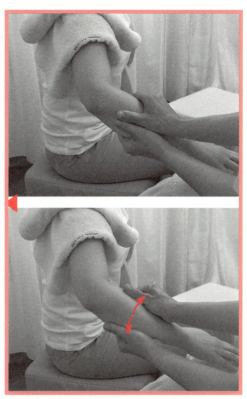

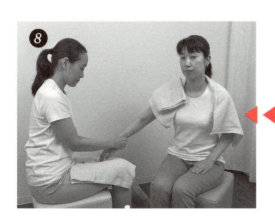

セラピストの手のひらの縦の長さと、クライアントの腕の長さの関係で、施術の回数は変わりますが、3〜4回くらいが平均的な回数になるでしょう。

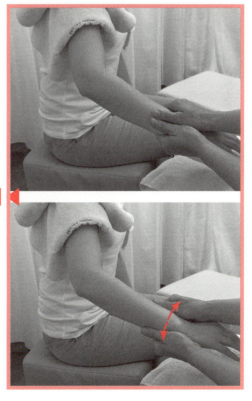

手の甲は3回ほど引き延ばすようにストレッチします（写真9～10）。

手の甲（手背）は、中手を左右に開き、手の甲の血管やリンパをオイルの滑りを活かして、中心から外へ流すように施術します。

注意
タオルトリートメントで行った「割るような動き」とは異なります。ここで行う手法は、オイルで手背を流すようなエフルラージュのトリートメントです。

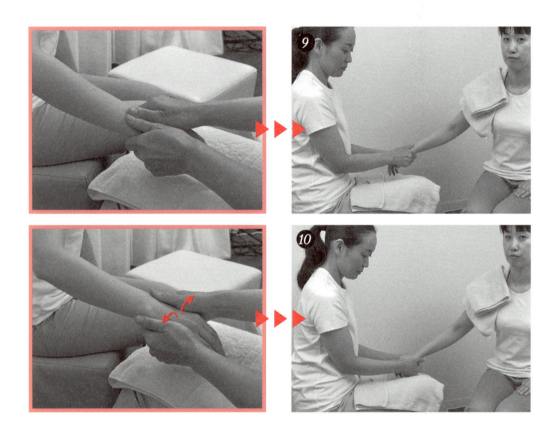

11～13
クライアントの手のひらを返します

右手でクライアントの手のひらを下から支え、左手をクライアントの前腕外側に沿わせるように手の甲まで下ろしながら、両手でクライアントの手のひらが上を向くようにひっくり返します。

注意
クライアントの手首を持ってひっくり返してはいけません。肘と手首をひねってしまうことがあります。

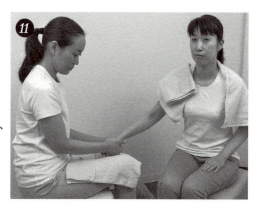

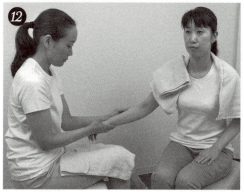

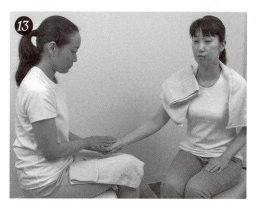

14～22
腕の内側（手首～上腕下部）のストレッチ

前腕の内側の筋肉を母指球で開くように横にストレッチします。これを繰り返して手首から上腕下部まで上がっていきます。
このとき、セラピストは左右の手を交互に上方へ移すようにします（写真Ⅰ～Ⅳ）。
これは両手を一度に上方へ移動させると、クライアントの肩関節に負担をかけてしまうためです。

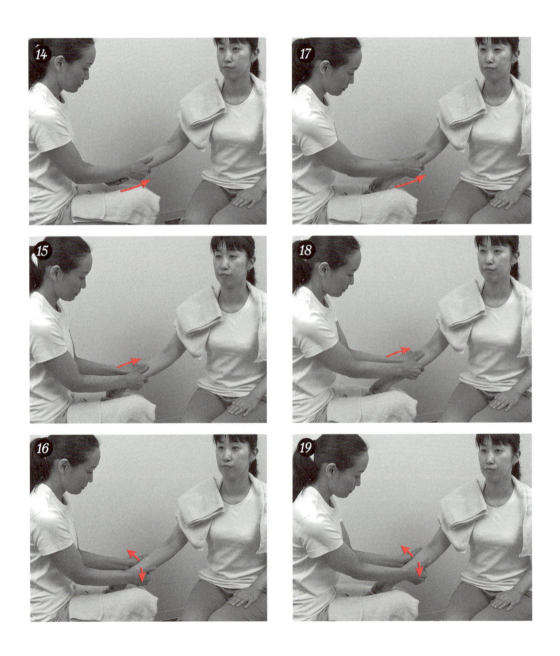

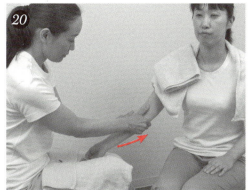

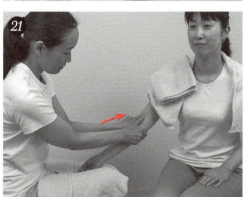

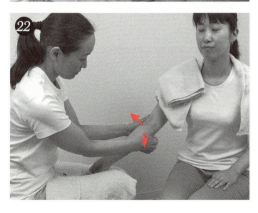

もっと詳しく！

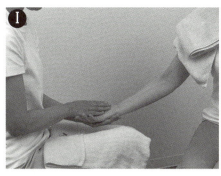

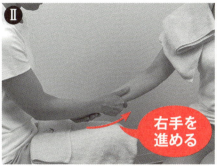

右手を進める

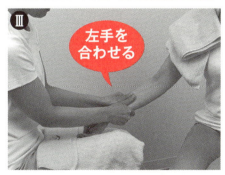

左手を合わせる

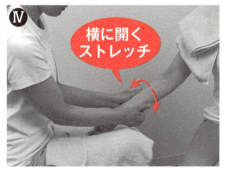

横に開くストレッチ

この動きを繰り返して、手首から上腕下部まで行います。

23～26
腕の外側（肘の上～手の甲）のニーディング

腕の外側に遠心（心臓から離れていく）のニーディングをします。セラピストの体幹を後ろに傾けるようにして、肘から手の甲（手背）を通り、中手骨の先まで流します。

このトリートメントは、血液やリンパ液が滞ることがないように筋肉の疲労物質や肩関節を含む組織全体のうっ滞を取り除くことと、手腕を含む上半身の緊張を開放するために行います。

セラピストの手のひらの形が大切です（写真Ⅰ）。
左右の手のひらの側面全体をつけ、まっすぐ流すように下りてきます。
手を重ねてしまうと、中心がぶれやすく、触れる部位が少なくなるため、施術の効果が思うように得られなくなります。

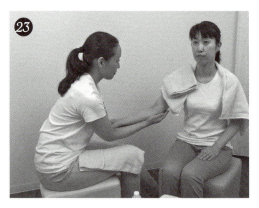

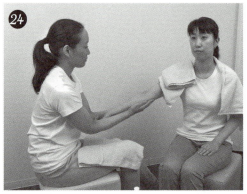

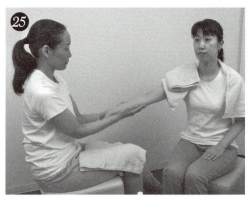

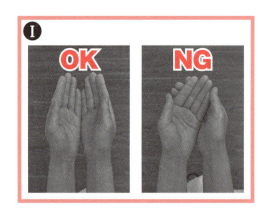

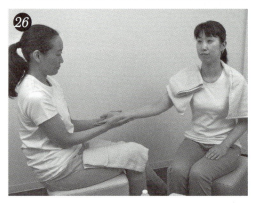

27〜31
クライアントの手のひらを返す

次の動作に移るために、再びクライアントの手のひらを返します。

腕の外側のニーディングが終わったところで、いったんクライアントの手を膝の上に置きます（写真27）。

それからセラピストの左右の手でやさしくはさんで、クライアントの前腕をゆっくりと回内させ、手のひらを下にして膝の上にのせます。

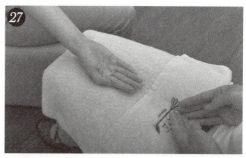

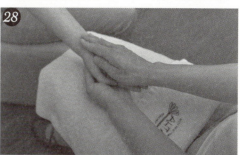

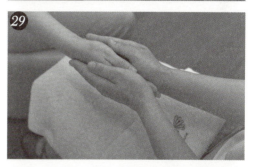

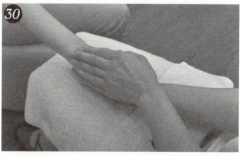

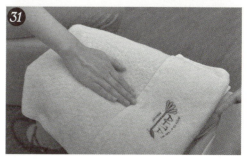

タオルのセット

　腕のトリートメントを終えたら、クライアントの肩の上にのせてあるタオルを下ろして、腕を温めるように包み込みます。
　このとき、クライアントの手腕に負担がないように行いましょう。

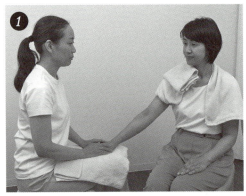
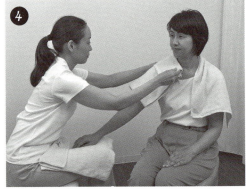
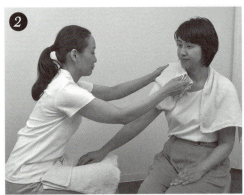
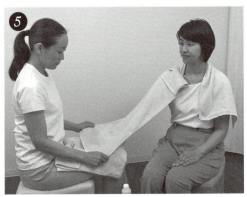
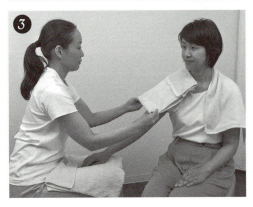

1～5
肩の上のタオルを開きながら、クライアントの腕を指先まで覆います

6〜7
手首から10cm程度折り返します

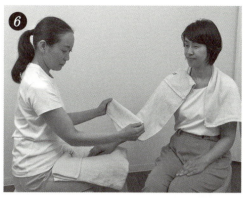

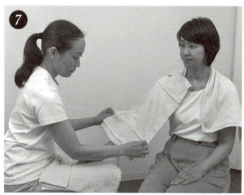

8〜9
クライアントの腕にタオルを巻きます

右手で持ったタオルの端をクライアントの前腕の下に送り、その上から重ねるように左手で持ったタオルの端を下から回し、タオルを内側に巻き込みます。

左手で持ったタオルの端を下から回すとき、セラピストの左の手腕が、クライアントの手腕と平行になるようにします（105ページの写真Ⅰ〜Ⅲ）。

このとき、タオルをぐるっと内側に巻き込みながら、クライアントの手のひらを上向きにします（写真9）。

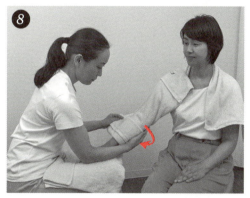

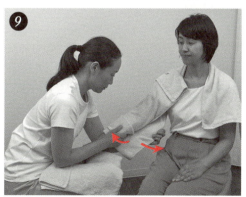

10～12
上に重なったタオルの端を、下のタオルの中に入れるようにして留めます

クライアントの腕を包んだタオルの折り返し部分に、左から内側へ巻き込んだタオルの輪になった部分を入れて固定します（写真Ⅴ～Ⅷ）。

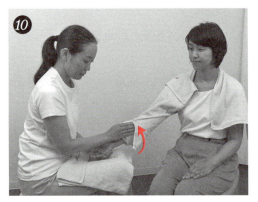

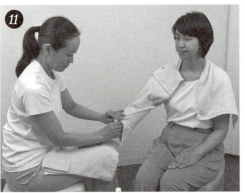

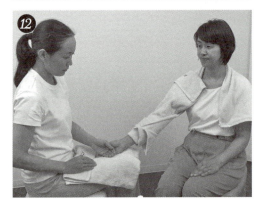

セラピスト目線で見よう！

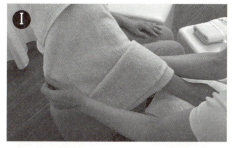

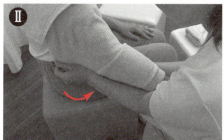

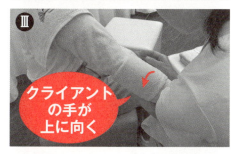

クライアントの手が上に向く

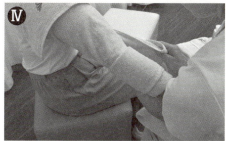

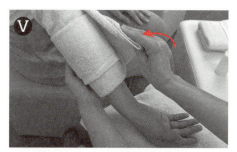

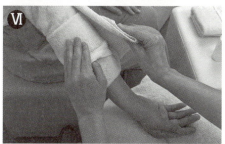

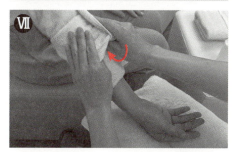

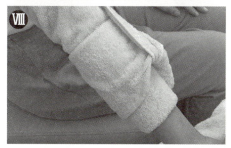

セラピストとクライアントの腕を平行にして、左からタオルを送り、右手でタオルの端を受け取ります（写真Ⅰ〜Ⅴ）。
このとき、クライアントの腕を回外させて、手のひらを上に向けています。

タオルの折り返し部分に、左手の親指で隙間を作り、そこにタオルの輪になった部分を入れて、留めます（写真Ⅵ〜Ⅷ）。

Step 3

ハンド・リフレクソロジー
~反射区を利用した全身へのアプローチ~

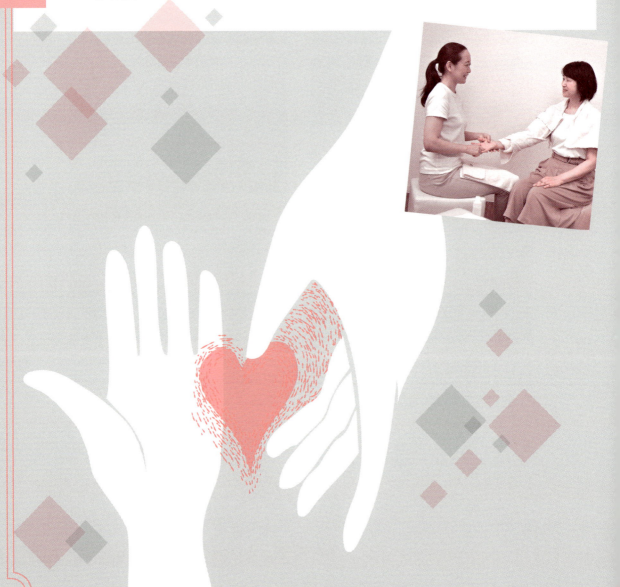

コミュニケーションヒーリングの中の反射区療法

手腕部を介して行う心身全体のケア

　アロマハンドトリートメントは、名前に「ハンド」とありますから、「手のケア」というイメージがありますが、実際には手腕部を介して行う、心身全体のケアです。
　全身に対して働きかけるけれど、触れるのは手と腕です。問題を起こしている箇所には触れません。そのため、体力がない方や身体の自由がきかない方に対しても、施術を行うことができます。
　本書ではこれまで、ステップ1「タオルトリートメント」、ステップ2「前腕と手部のアロマハンドトリートメント」によって、クライアントを心地よい状態にすることを学びました。

　続くこのStep 3では、症状別ケースに応じてケアをするための「ハンドリフレクソロジー」の施術に入ります。手部を中心とした反射区療法（ゾーンセラピー）を行うことにより、心身の各部位の循環を健全に導くよう試みます。
　ここで大切なことは、表面的に反射区を刺激するのではなく、反射区の深さや浅さを知ることであり、また手腕が心身全体の循環の一端であることにも注意をするということです。
　そのためには、相手の手腕はもちろんのこと、身体全体が不安定にならないように、セラピストの手腕と身体の位置に気をつけながら支えることがとても大切になります。

　あなたは最近、まわりの誰かの手に触れましたか？　いつだったのか思い出せない人もいるかもしれません。
　急に手を握るのが恥ずかしかったら、相手の方の手の甲を、あなたの両手で広げるように伸ばしてあげてください。きっと、肩に背負った緊張感がスッと抜けてホッと一息ついてくれます。手の甲には呼吸の反射区がありますから。

反射区(ゾーン)療法の基本のゾーン

　手には、身体の部位や機能と連動する「反射区＝ゾーン」があります。

　反射区療法の歴史は古く、4000年以上前の古代エジプトの時代には、エジプトのサッカラにある当時の医師の墓の壁画に、手の反射区を利用して、診断や治療をしていたような様子が描かれています。

　また、同時代の中国には気や経絡、インドにはアーユルベーダのチャクラの伝承が見られます。

　現代医学とは異なる流れから生まれた治療法が、世界の様々な地域に存在していたのです。

　これらはどれも、不調を持つ部位そのものへアプローチするのではなく、不調の要となる末端や派生部位を刺激して治療が行われています。不調のある部位ではなく、「生命の循環」の中に不調を起こす源があり、その「生命の循環」を、健全な状態に引き戻すと回復すると考えられています。

　縦の反射区は、左右それぞれ5本、合計10本あります。
　10本の縦の反射区は、頭から指先・足先まで、反射区ごとに縦につながっていると考えられています。
　それぞれの反射区の末端である手や足、頭に、その症状の兆候が現れており、その症状の兆候を健全にすることにより、不調を改善することができるとされます。

　さらに、手のひらを横に区分けする反射区もあります。
　指のつけ根は首の反射区、手のひらの中程から少し指よりは横隔膜の反射区、手のひらの一番下のあたりは腰の反射区というように、手のひらの反射区は各部位とつながっていると考えられています。

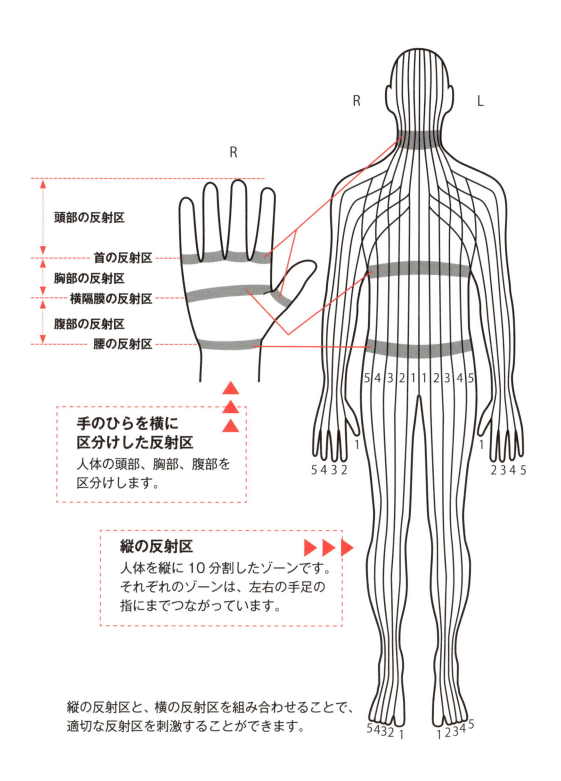

Part 1 アロマハンドトリートメント 基本編 109

手を「看る」

　手を見ると書いて「看る」。看護師は、手で見て護ることを仕事とする人です。
　アロマハンドトリートメントにおいても、それは同様です。手を触れて、手で看ます。クライアントの表情と全身、手腕や肌、反射区の様子などを看ながら施術を行います。
　施術のあとには、クライアントやご家族に、セルフケアでできる施術法や自然療法のアドバイスを1つか2つお話しすることもあります。

　だれかの手のひらと手の甲を、無理のない姿勢で、支え手をして、触れてみましょう。手のひら側と甲側、指先まで触れてみて、他の部分と異なる場所はありませんか。
　手のひらと手の甲には、心身に対応する反射区があります。固くなっていたり、こりのような感じがあったり、触れた感じがほかの部位とは異なっているような感じがしたり、自分の手とは少々違うというような違和感を感じる場所があれば、その反射区に関連する心身の「不調の種」のようなものがあると看ます。

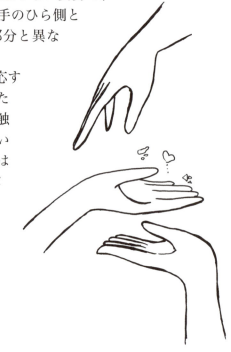

　反射区に現れた「不調の種」は、手で看ることができるその様相によって、「うっ血」、「炎症」、「緊張」の3種類に分けられます。

うっ血

　反射区がかたく張って冷えていれば、「うっ血」と看ます。
　「うっ血」は、代謝と成長の妨げにより起こります。「うっ血」を引き起こしている反射区の心身の機能が停滞し、不調がとれず慢性化していると看ます。

炎症

　パンッと張って、熱を帯びている反射区は、その対応する心身の部位が「炎症」を引き起こしていると看ます。
　「炎症」は、その心身の部位が、働き過ぎているか、休んでいない状態、もしくはそのどちらも該当する状態です。
　たとえば、膀胱炎や腎炎、鼻炎などは、膀胱や腎、鼻腔の反射区に「炎症」の状態が現れます。
　また、手の母指球が「炎症」の状態であれば、この反射区にあたる大腸が炎症を起こしている状態を表していると看ます。

緊張

　反射区を押しても、返りがなく頼りない感じがするのに、やさしく刺激しても痛いようであれば、その反射区を基軸として、アレルギーや免疫低下などの「身体の機能を護る機能」に問題があると看ます。
　花粉症シーズンが近づくと、花粉症の人の鼻の反射区（中指と薬指の間）には、「緊張」の状態が起こりますので、鼻の反射区を軽く刺激しただけで、強い痛みを感じます。

　このように、手のひらと手の甲のアロマハンドトリートメントでは、手の反射区に現れる「うっ血」「炎症」「緊張」といった違和感を和らげます。「違和感」の正体は「気のコリ」のようなものです。手のひらと手の甲の反射区に現れる「気のコリ」のようなものを平らかにすることにより、「気の循環」を健全にし、健康を取り戻すことができるように働きかけます。

全ゾーンの開放

期待できる効果
　全身の解放、循環・代謝のリセット

ポイント
　手の施術の最初は、ゾーン療法によって、様々な身体の部位と連動する手の反射区を解放することからはじめます。指先から手首の上までが、手の反射区では頭のてっぺんから腰までに相当します。これを横に開放することで、全身を横に開放されるように促します。

1～3
オイルを手の甲に塗布します

手を丸くしてスプーンのような状態を作ってオイルを手にとり、クライアントの手の甲を温めるイメージで、下からそっと手を添えるようにオイルを塗布します。

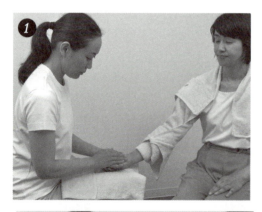

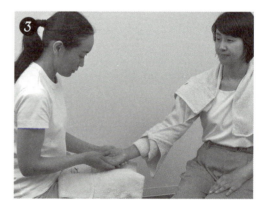

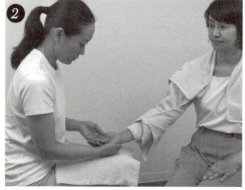

4〜5
母指球を押し開くようにして、クライアントの手のひらを甲側から支えます

まず、右手でクライアントの母指球を支えます（写真Ⅰ）。

次に、左手の指の間にクライアントの指をつけ根まで入れ、甲側から支えます。
示指と中指の間にクライアントの母指が、小指と薬指の間にクライアントの示指が入ります。（写真Ⅱ〜Ⅲ）

続けて、右手の指の間にクライアントの指をつけ根まで入れ、甲側から支えます。
中指と薬指の間にクライアントの小指が、薬指と小指の間にクライアントの薬指が入ります（写真Ⅳ〜Ⅴ）。

つけ根まで指を入れないと、クライアントの指の関節に負担がかかってしまいます。

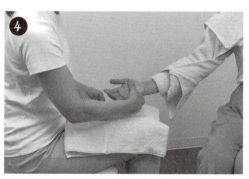

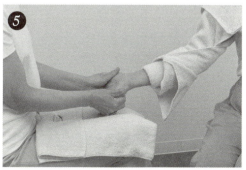

セラピスト目線で見よう！

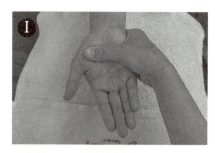

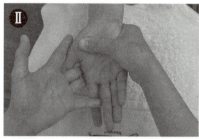

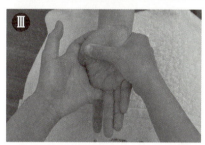

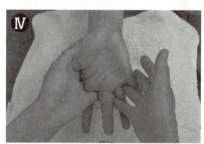

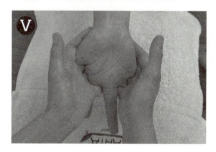

6～7
手のひらの中心から外に向けて、流します

セラピストは母指球から母指全体までを押し当て、クライアントの手のひら中心から外に向けて、横に流し出すように施術します。この動きを3回程度行います。

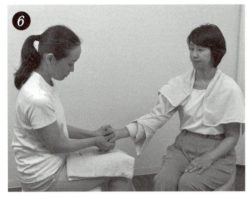

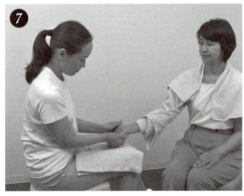

セラピスト目線で見よう！

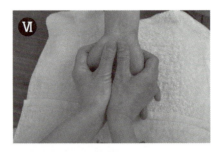

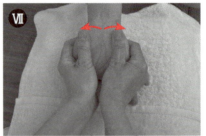

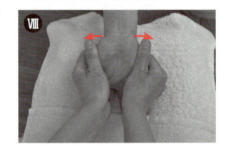

8 ～ 10
次の反射区への移行動作をします

次の反射区（脊柱の反射区）への移行をする動作です。

セラピストは左手でクライアントの手を下から支えながら、右手の親指をクライアントの母指と示指の間に入れ、両手で支えたまま、クライアントの手首を回して起こします。

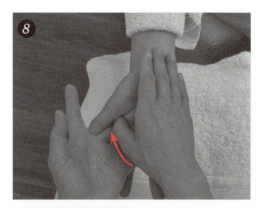

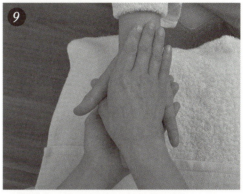

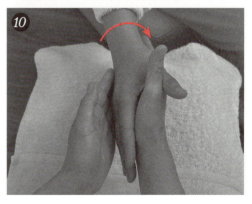

脊柱の反射区へのアプローチ

期待できる効果
　脊柱と副交感神経の解放

1
手の支え方

クライアントの手のひらが内側に縮まないように、親指をかけるようにして、クライアントの手のひら側を支え、しっかり安定させます（次頁写真Ⅰ）。

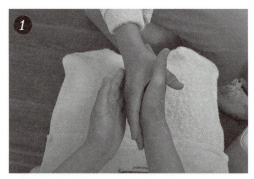

2～3
示指中手骨の側面を押し流します

示指中手骨の母指側の側面（真横よりもやや手のひら側に寄った側面）を、手根骨に向かって押し流します。
ここは頸椎から仙骨までの反射区です。

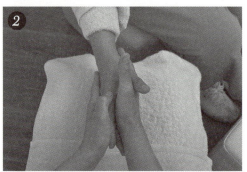

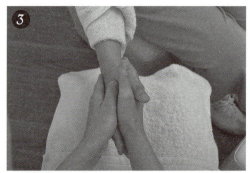

4
手根骨にぶつかったところを、5秒ほど母指の腹で押して刺激する

手根骨にぶつかったあたりが仙骨神経叢の反射区です。ここを5秒ほど、母指の腹で刺激します。

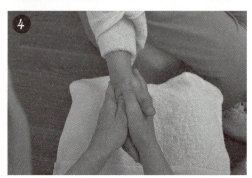

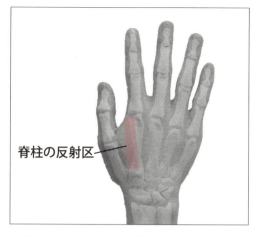

脊柱の反射区

脊柱の反射区は、示指の中手骨側面です。その手根骨は仙骨神経叢にあたります。

仙骨神経叢には、副交感神経叢があります。

腰痛はもちろん、座りっぱなしであったり、リラックスができにくかったり、習慣的に便通が思わしくない場合、効果的な反射区です。ただし、強く押し過ぎないように気をつけましょう。

スケルトンで見よう！

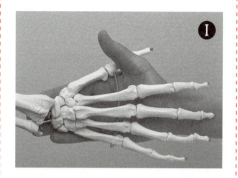

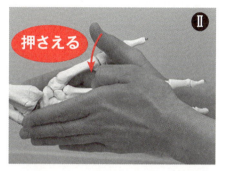

押さえる

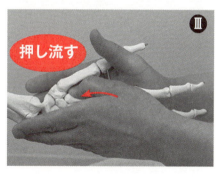

押し流す

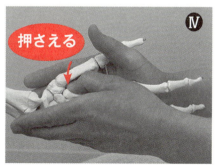

押さえる

5〜10
次の反射区への移行動作をします

次に行う手技の準備のために、手のひらを上向きにします。
クライアントの手の甲が下になるように、セラピストは左手のひらを下へ滑らせるようにして支え受けます（写真5〜6）。
下にある左手と交代するように、右手のひらに受けなおします（写真7〜10）。

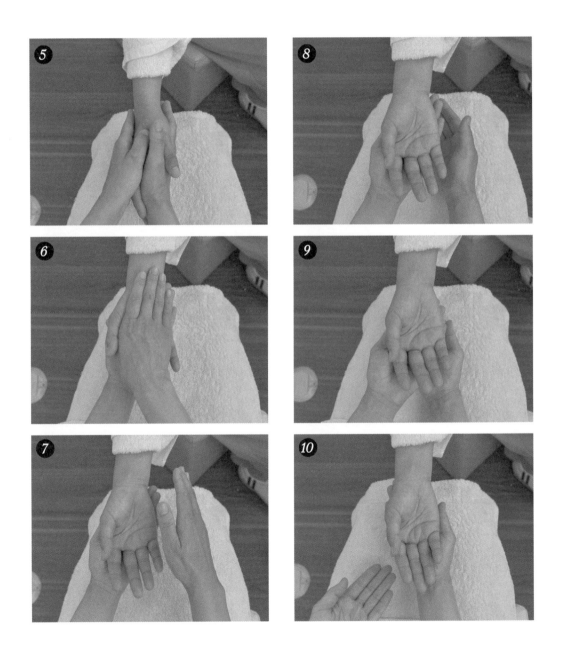

手首の関節も知ろう

　手腕の骨には、背骨と腕を繋ぐ肩甲骨や鎖骨、手腕の可動部を構成する上腕骨、橈骨、尺骨、手根骨、中手骨、指骨があります。
　これら手腕の骨をつなげる関節の種類は、球関節、蝶番関節、楕円関節、鞍関節、螺旋関節、車軸関節、顆状関節、平面関節、円柱関節と様々で、種類の数でいえば、人体の関節の種類の９割がたを網羅しています。複雑で繊細な動きができるのは、このように多様な種類の関節を備えているためです。

　そのため、トリートメントを行ううえで、手腕の関節のつながり方と特徴を知ることはとても大切です。
　片側にしか動かない蝶番関節や、可動域が広い球関節、母指特有の動きを担う鞍関節など、関節の特徴によって施術をするときの注意点が異なります。

　たとえば、次に行う「首から頭頂部にかけての反射区療法」の準備として、手のひら側を上にするのは、施術時に指の関節に負担をかけないようにするとともに、手のひらをうっ血させず、解放するためです。

　同時に、柔軟に動く手首の支え方に気を配ります。
　前腕の骨（橈骨と尺骨）と手首でつながっているのは、三角骨、月状骨、舟状骨の３つの手根骨です（125ページの図参照）。
　手首の関節は、橈骨手根関節と呼ばれる楕円関節と、遠位橈尺関節と呼ばれる車軸関節からなります。これにより、手首の柔軟な動きが可能になりますが、施術時には不安定にならないようにしっかりと甲側から支えます。
　また、クライアントの手腕に沿うように、セラピストの手のひらを縦に入れて支えることで、横に支えるよりも支える面積が広くなり、安定性が増します。

首から頭頂部にかけての反射区療法

期待できる効果
　頭痛、肩こり、神経疲労、抑うつ、認知症、物忘れ、イライラ、不安等の緩和

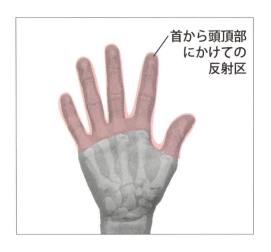

首から頭頂部にかけての反射区は、指全体です。

指のつけ根は、首の反射区にあたります。

指の側面は、反射区療法における頭部側面です。頭部側面のうっ血や緊張、炎症を緩和し、頭痛やこりなどの頭部の疲れを取り除く作用が期待されます。

1
手を下から支えます

セラピストの支え手の安定が大切です。施術時、手腕を支えるセラピストの手は、クライアントの手腕に対して、平行に添えることを基本とします。
また、握り込まないように、甲側から支えることも大切です。

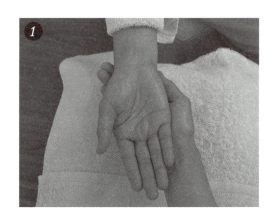

2〜5
親指のつけ根から先端まで、全体を伸ばすように刺激しながら指先まで進めます

クライアントの指のつけ根（首の反射区）を手のひら側から握り、刺激します（写真2〜3）。

セラピストの母指の腹と示指の中節の腹を使って、クライアントの指の側面を刺激しながら進みます（写真4）。

最後に指の腹でクライアントの指の腹を軽く押します。この時、クライアントの甲側（爪のあたり）をセラピストの示指で支えるようにします(写真5)。

同様に親指から小指まで順に行い、折り返して親指まで戻ります(次頁参照)。

注意
クライアントの指を回すようにしてしまうと、関節を痛める原因になるため、注意すること。

甲側から指を施術すると、指の関節にかかる負荷がセラピストから見てわかりにくいため、クライアントの指を痛めやすい。基本は手のひら側から施術を行うこと。

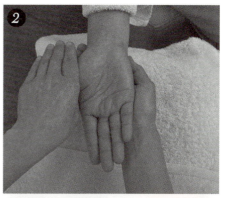

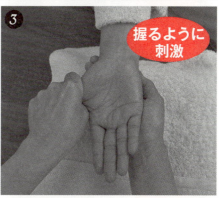

握るように刺激

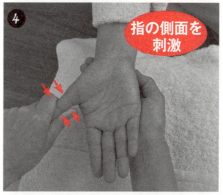

指の側面を刺激

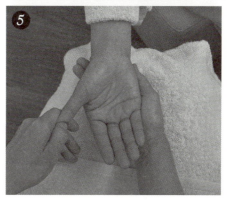

6～9
示指を施術します

指の側面を刺激（写真6～8）。
最後に指の腹を軽く刺激（写真9）。

10～14
中指を施術します

支えの手を変えて（写真10）、
指の側面を刺激（写真11～13）。
最後に指の腹を軽く刺激（写真14）。

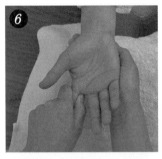
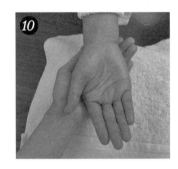
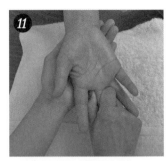
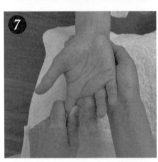
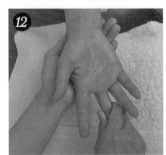
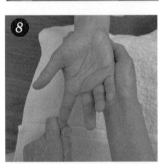
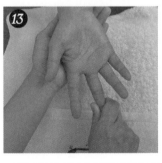
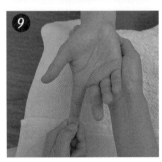
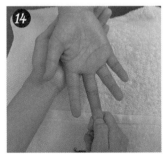

15～18
薬指を施術します

19～22
小指を施術します

指の側面を刺激（写真15～17）。
最後に指の腹を軽く刺激（写真18）。

指の側面を刺激（写真19～21）。
最後に指の腹を軽く刺激（写真22）。

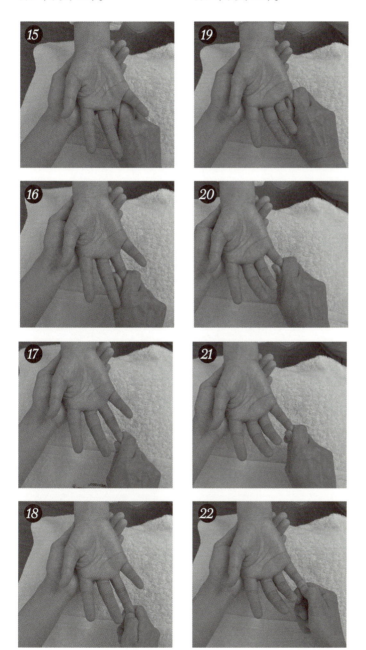

親指から小指まで順に施術をした後、折り返して親指まで戻ります。

もっと詳しく！

指骨と可動

　トリートメントを行ううえで大切なことを、頭部の反射区に当たる、指の関節を例に見てみましょう。

　母指は、ほかの４つの指の関節と少し異なります。母指は、大菱形骨と母指中手骨の関節である母指ＣＭ関節という特殊な関節により、つまんだり掴んだりといった動作ができます（鞍関節の構造については、66 ページを参照）。
　鞍関節である母指ＣＭ関節は、ほかの関節と異なる働き方をします。そのため、母指以外の指と同じ角度で施術をすると、負担がかかります。

　母指以外の４本の指は、蝶番関節と球関節という２種類からなります。
　指のつけ根にあたるＭＰ関節は球関節で、比較的可動域が広い関節です。
　そのため、指をしっかり根本から握り、軽くやや甲側にそらせるように施術を行います。
　こうすることによって、指のうっ血と緊張を和らげます。

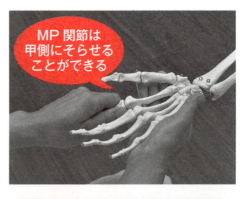

MP 関節は甲側にそらせることができる

　しかし、指のつけ根の関節以外は、指をそらせてはいけません。ＩＰ関節（ＰＩＰ、ＤＩＰ関節）は、蝶番関節という一方向へのみ動きます。
　そのため、バネのように指を甲側へそらせてしまうと関節に負担がかかり、痛みが出ます。

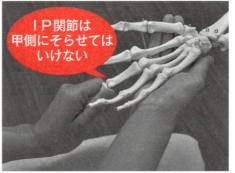

ＩＰ関節は甲側にそらせてはいけない

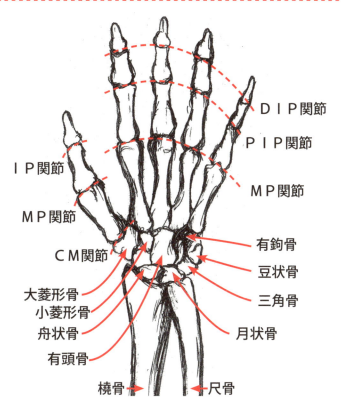

DIP関節：遠位指節間関節（distal interphalangeal joint）
PIP関節：近位指節間関節（proximal interphalangeal joint）
IP関節：指節間関節（interphalangeal joint）
MP関節：中手指節関節　　（metacarpophalangeal joint）

　そのため、指を施術する際は、クライアントの指の関節に負担がかかっていないか、気をつけて行いましょう。

　なお、指の先に対しては、クライアントの指の腹を刺激します。セラピストは、示指の中節で爪側から支え、母指の腹で軽く押します。

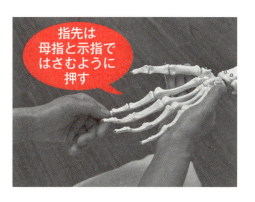

指先は母指と示指ではさむように押す

腸の蠕動運動の改善を
受動的にアプローチ

期待できる効果
　大腸の調子を整える（便秘・下痢の改善）

大腸の反射区
　大腸の反射区は、手首から母指球、小指のつけ根より下半分くらいから手首にかけて、手のひらの中心部を除いた部分です。
　この部位を外方向へ流しだすようなイメージで施術をします。
　この手技では、大腸の機能の健全化を目標としますので、便秘や下痢、腹部膨満感に効果をもたらします。

　大腸は、食べたものを消化して排出する最後の関所ですが、仕事のほとんどは残った水分の分別です。身体の中で利用できる水分を吸収しながら、排便のためにちょうどよい水分は残します。
　そして、自律神経に促されるように蠕動運動を行いながら、そのときを待ちます。脊髄から伝わってくる自律神経の信号にサインをもらって、大腸の最後の端っこにあたる直腸から肛門を通って排便を試みます。
　排便には、大腸の筋肉と自律神経が仕事の主役を司ります。

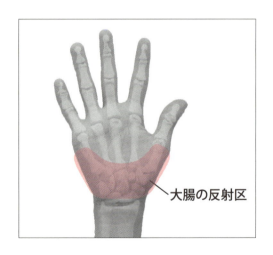
大腸の反射区

1〜4
手を支えます

右手でクライアントの手を下から支えた状態から、左手の母指と示指を除いた3本の指で、クライアントの母指をしっかりと根本から握り、示指でクライアントの手の甲を支えます（写真1〜2）。

次に右手も同じようにして、母指と示指を除いた3本の指で、クライアントの小指を根元から握り、示指でクライアントの手の甲を支えます（写真3〜4）。

ポイント
最初に行った反射区療法「全ゾーンの開放」（112ページ）とは異なる支え方です。
ここで行う支え方は、クライアントの手のひらを横方向に押し流す動きがしやすくなります。正しく握り支えましょう。

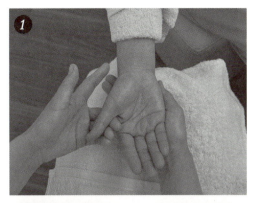
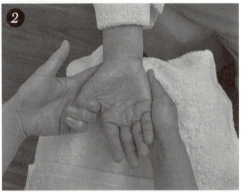
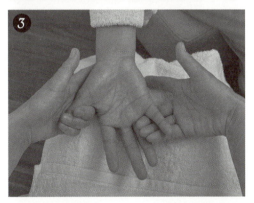
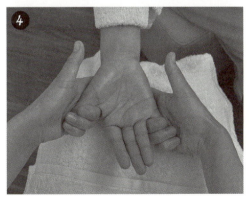

5〜8
母指で反射区を外側へ押し流します

母指で大腸の反射区を外へ押し流します。これを3回程度行います。

ポイント
しっかりと押し流すと、母指球の解放ができます。

ただし、決して力任せにして押しつぶすように刺激しないこと。母指球を押しつぶしてしまうと、うっ血を引き起こすおそれがあります。
これはどの反射区へのアプローチにおいても同様です。
摩擦を起こさないよう、親指全体を使って、温めながら流すように広げてください。

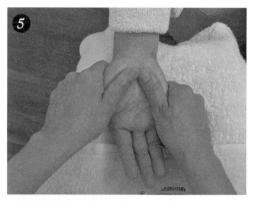

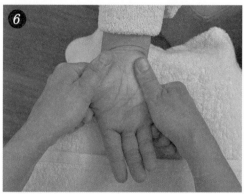

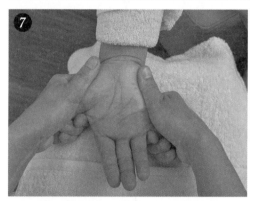

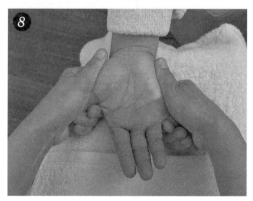

デイサービスや介護施設で活躍する手技

　ここで紹介している「腸の蠕動運動の改善を受動的にアプローチ」は、なかなか気持ちがよく、また案外すぐに応えをくれることもあり、便通が楽になったという声をよく聞きます。
　デイサービスや介護施設などにいらっしゃるお年寄りの中には、歩行が思うようにならないことで下半身の筋肉が衰えがちな方が多く、排便がどうしても思うようにうまくいかなくなります。大腸の反射区は、そのような場合にとくに行いたいものです。

　反射区へのアプローチが、直接的なマッサージやトリートメントと異なるメリットのひとつは、医療による治療に支障をきたすことがないということです。
　たとえば、大腸ガンの場合、腫瘍のある患部への直接的なマッサージは避けなければなりませんが、手のひらにある大腸の反射区を刺激することには、全く問題がありません。
　大腸の反射区は、大腸ガンだけでなく、ポリープ、便秘、下痢、大腸の張り感など、大腸のどのような問題にも対応します。
　たとえば、腸の不具合で病院に行ったとき、待合室で気持ちを落ち着かせながら、大腸の反射区をケアしてもよいでしょう。また、飛行機などの乗り物に長時間に渡って乗ることによって起こる便秘にも、気が向いたときに少し行ってみるのもよいでしょう。

　このとき、気をつけていただきたいことがあります。
　ひとつは、オイルを使用すること。オイルは植物療法の効果とともに、摩擦を和らげるために必要です。
　もうひとつは、押し流すのは一度に3回から6回程度に止めておくこと。1日に何度も行うのはいっそう効果的なのですが、一度に10回も20回も押し流してしまうと、手の皮膚や筋肉自体への物理的な刺激が強すぎてしまうことがあります。なにごとも適度ということですね。

太陽神経叢への
アプローチ

期待できる効果
　血圧・発汗の調整、動悸・めまいの緩和、不安定な神経系統の鎮静

反射区：太陽神経叢
　太陽神経叢は、自律神経のネットワーク回線の要所となる反射区です。
　自律神経は、心身の正常な働きの要となる機能であり、この自律神経のネットワーク回線が混乱すると、血圧や体温、心拍、胃腸の働きや心のバランスなども混乱してしまいます。
　太陽神経叢の反射区を、正しく5秒ほど刺激することによって、自律神経ネットワーク回線の混乱の解消を促します。

　太陽神経叢の反射区は、手のひらの中央あたり。中指の中手骨と薬指の中手骨の間にあります。ここを親指の腹で押します。

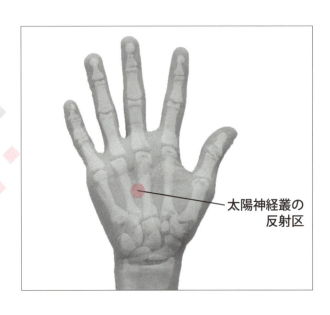
太陽神経叢の反射区

1～4
手を支えます

クライアントの母指と示指の間に、セラピストの母指を根元まで深く入れて、クライアントの手のひらを開きながら甲側から支えます。

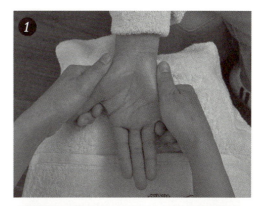

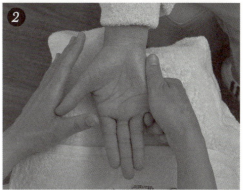

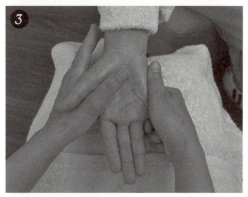

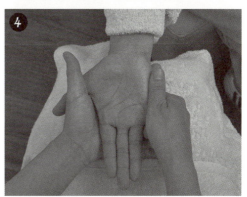

5〜7
手のひらの一番低い場所を刺激します

手首の中心から中指までの縦のライン上を親指の腹でなぞり、手のひらの一番低い場所（水をすくったときに溜まる場所）を探します（写真5〜6）。

太陽神経叢の反射区を、母指で5秒ほど刺激をします（写真7）。

注意
爪を立てないように、母指の腹で刺激をしてください。

セラピストは下にある自分の手のひらに向けて押すようにすると、押す方向が正しくなります。
クライアントの手首方向や指方向にならないよう、押す方向に気をつけましょう。

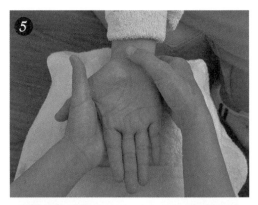
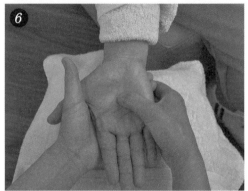
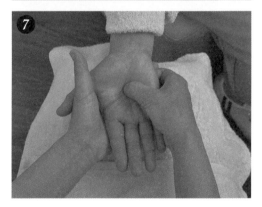

8 〜 12
次の反射区への移行動作です

次に行う「神門とエンディングアプローチ」の準備のために、手のひらを下向きにします。
右の手のひらを、クライアントの手のひらにのせ、クライアントの手のひらを両手で温めるようにはさみ、クライアントの手をゆっくりと回内させます（写真8〜10）。
続いて、セラピストの上下の手を入れかえます（写真11〜12）。

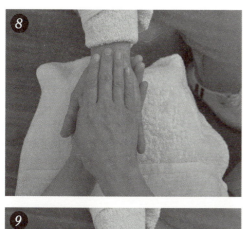

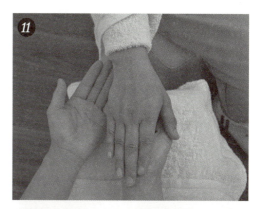

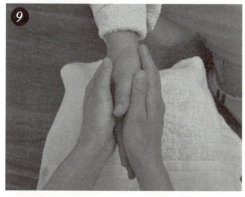

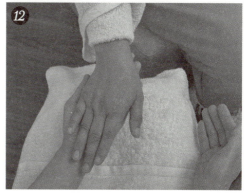

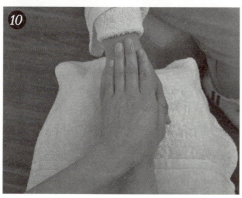

神門と
エンディングアプローチ

期待できる効果
　ストレスからくる痛み・かゆみの増幅を取り除く

ツボ：神門
　経絡のツボで知られる神門ですが、豆状骨の先端にあります。
　豆状骨は、小指から下におりてきたところの手根の先端にあります。豆状骨はとても小さく、手のひら側から触れることができますが、甲側からの直接の刺激はできません。
　アロマハンドトリートメントでは、甲側から豆状骨の神門を解放するように刺激をします。神門を解放することにより、心因性の様々な不調や痛み、動悸やイライラ、自律神経の不安定な状況から引き起こされる多感やホットフラッシュを緩和します。

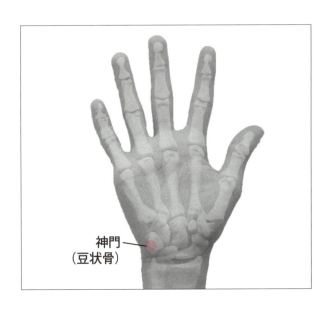

神門
（豆状骨）

1～2
手を支えます

左手にクライアントの右手をのせた状態（写真1）から、右手でクライアントの手の甲を、手首方向へ曲げるようにして支えます（写真2）。

次の動きに備えて、クライアントの手のひらの位置は、セラピストの膝から外へ移動させます。

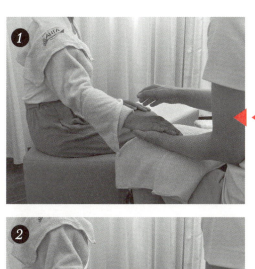

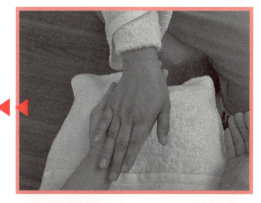

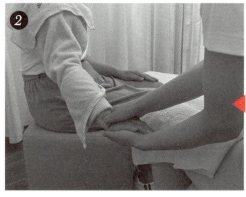

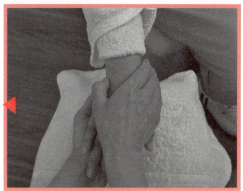

3〜4
母指のはらで、クライアントの神門を
甲側から5秒ほどやさしく刺激します

指の力だけで行わず、セラピストは自
分の腕を伸ばす動作で行います（写真
4）。

注意
豆状骨は小さな骨のため、無理に探っ
たり、押しつぶしたりしないように気
をつけましょう。

クライアントの手首を、安定した形で
ストレッチするだけでも、豆状骨の解
放、すなわち神門の解放はかないます。

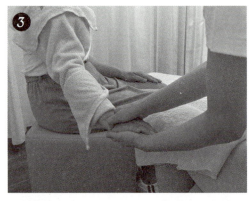

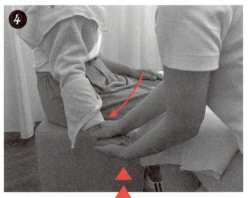

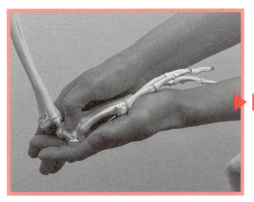

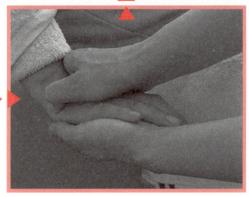

豆状骨は手のひら側にありますが、こ
の施術では手の甲側から豆状骨に向
かって親指で押すことで、やさしい刺
激を与えることを狙っています。

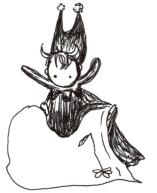

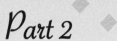

アロマハンドトリートメント
応用編（処方の使用例）

※レメディ

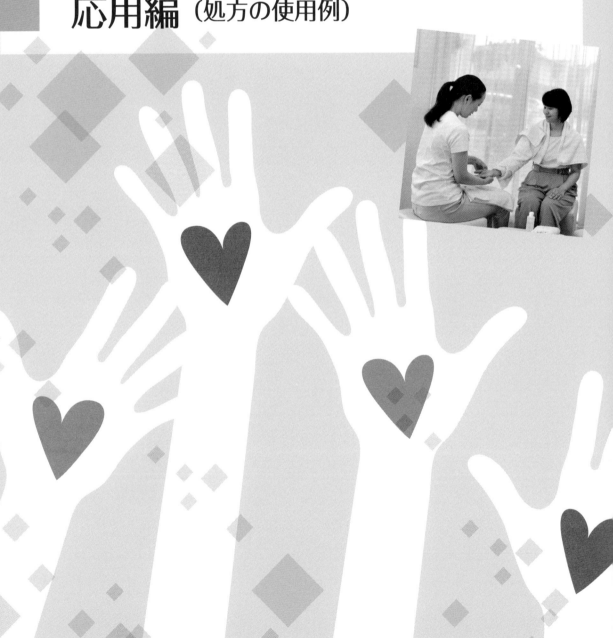

AHTAでは、クライアントの生活スタイルや症状にあわせた、手技の組み合わせと、植物素材の選択を、アロマハンドトリートメントのレメディ（処方）と呼んでいます。

　クライアントの生活スタイルや環境に応じて行う場合は、
長時間のデスクワーク、
長時間の神経労働、
労働時間が不規則、
育児中、
妊娠中、
家族介護、
介護・医療施設、
など、ケースにあわせたレメディを考えます。

　症状に合わせて行う場合は、
抑うつ症状、
不眠症状、
認知症とその主訴、
心筋梗塞や脳梗塞などの血管疾患の予後にみられる主訴と症状、
様々な疾病による疼痛緩和、
外科・内科を問わずリハビリ中の様々な症状の緩和や改善
など、様々なケースに応じて、レメディを組みます。

　そのため、AHTAでは、数多くの手技を組み合わせたアロマハンドトリートメントを行うことができるように、学習と練習を行います。

　アロマハンドトリートメントは直接患部を刺激するわけではなく、心身が健全な振り子を刻むことができるように助ける療法ですから、投薬中や治療中でも問題なく行えます。
　解剖生理の原則をしっかり理解して施術を行えば、重い症状であってもアロマハンドトリートメントを活かすことができます。

レメディ 1
不眠に対する処方(レメディ)

　不眠のレメディは、13種類のアプローチで構成されおり、自律神経、循環器系を集中的にケアします。そのため、クライアントの心拍と呼吸のリズムに留意しながら、全体的にゆったりとしたリズムで行います。
　また、キャリアオイルは、香りも穏やかで、皮膚への刺激も少なく、神経を癒すタイプのスイートアーモンドオイルやアプリコットカーネルオイルなどを基本にブレンドします。
　精油は、幸福感や鎮静・鎮痙(ちんけい)作用をもたらすエステル類やアルコール類と呼ばれるグループの成分が多い、カモミールローマン精油やラベンダー精油、イランイラン精油などを基本にブレンドします。
　ここでは13種類のアプローチのうち、とくに人気が高く、効果的な横隔膜と肺へのアプローチの手技を見てみましょう。

期待できる効果
　鎮静、安心、深い呼吸、安定した血圧

反射区
　横隔膜と肺の反射区の場所は、指尖球(しせんきゅう)を中心とした指のつけ根の膨らみの部分です。
　骨でいうなら、母指以外の中手骨の遠位半分ほどにあたります。
　アロマハンドトリートメントの基本は、スウェーデン式マッサージと同様に求心性ですが、排泄機能の身体部位は、遠心方向へ流し出す動きが基本になります。
　ちなみに、心臓のような循環器系に対するトリートメントでは、循環するサークル型の動きが基本となります。

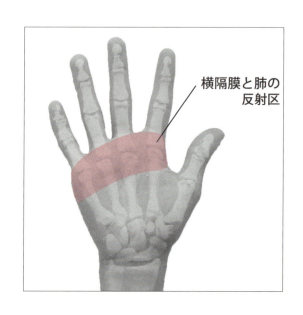

横隔膜と肺の反射区

1〜4
手のひらを上にして支え、手のひらを横切るように押し流します

クライアントの手のひらを上にして、甲側から母指以外の4本の指を根本（中手指節関節）よりやや遠位で支えます（写真1）。
この時、クライアントの手根がうっ血しないように、少しそらせます。

注意
肘を曲げて、クライアントの体幹に近づけると、前腕の筋が引きつり痛むため、セラピスト方向に少し肘を伸ばして支えましょう。

小指側から示指側へ、クライアントの手のひらを横切るように、母指で押し流します（写真2〜3）。

小指側のはじまり（写真1）と、示指側の終わり（写真4）は、しっかりと押してください。

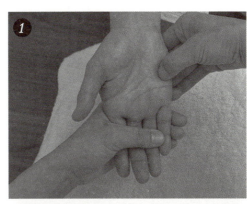
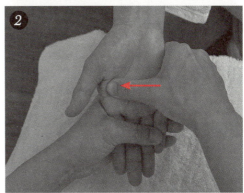
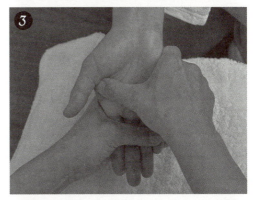
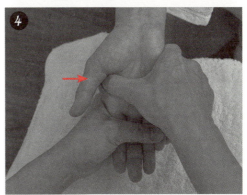

5〜14
肺の反射区を、輪を描くように刺激します

肺の反射区を、母指の腹を使って遠位方向へ流し出します。

遠位方向（指先方向）へはしっかりとした圧力で、横隔膜の反射区へ戻る方向へは軽くさするような圧力で行います。

これを輪を描くように繰り返して、示指から小指に向かっていきます。

セラピストの親指の腹が、クライアントの手のひらから常に離れないように行いましょう。

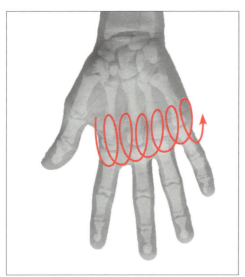

動きの軌跡

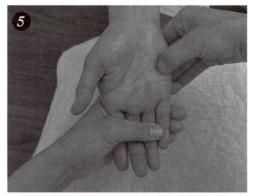

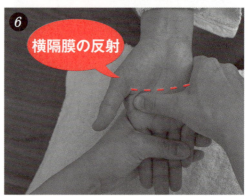

横隔膜の反射

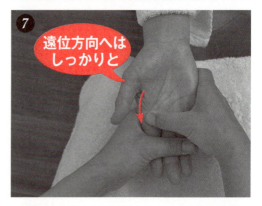

遠位方向へは
しっかりと

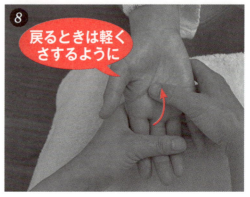

戻るときは軽く
さするように

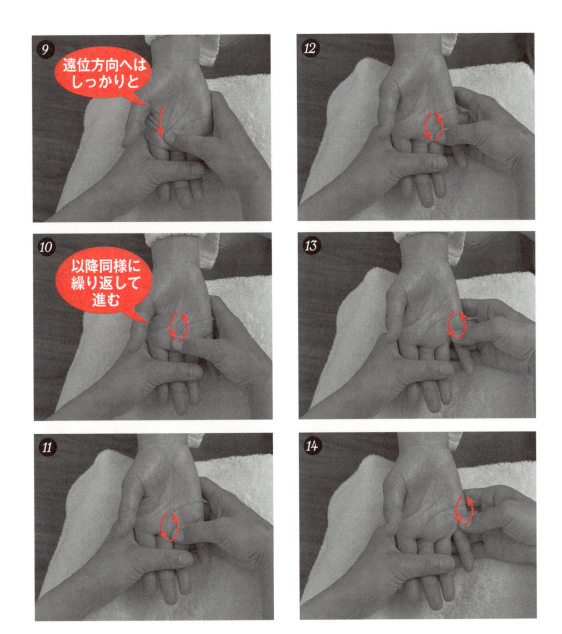

Part 2　アロマハンドトリートメント　応用編　143

レメディ2
腰痛と大腸の病気に対する処方(レメディ)

腰の反射区

　腰痛は、外部からの衝撃で起こることもありますし、内臓の不調から起こることもありますが、もっとも多く見られるのは、同じ姿勢が続いたことによるうっ血が要因となるものです。

　うっ血による腰痛の場合は、歩いたり、軽い運動をしたりすることが、腰痛を防ぐ方法です。しかし、多忙であることや生活習慣によっては、それが思うようにできないことも多いものです。また、身体の機能による問題で思うように歩行できない方にも、腰のまわりのうっ血が見られます。

　ここで紹介するのは、どちらの場合にも行いたい腰の反射区療法です。

　腰や座骨に対応する反射区は、手のひらの下のあたり、ちょうど手首と手のひらの境目の膨らんだところです。これを小指側から親指側まで流すようにしてほぐします。

　ちょっと押し流すと痛気持ちよいといわれることの多い部位です。自分でもできるので、セルフケアとしても使えます。

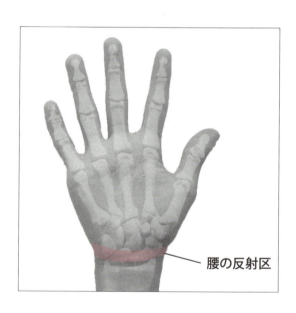

腰の反射区

1〜5
手のひらのつけ根にあるふくらんだ部分を、小指側(第5ゾーン)から母指側(第1ゾーン)に向かって、押し流します

最初のポイントをしっかり押し(写真1)、続いて流し進めて(写真2〜4)、最後のポイントをしっかり押し終えます(写真5)。

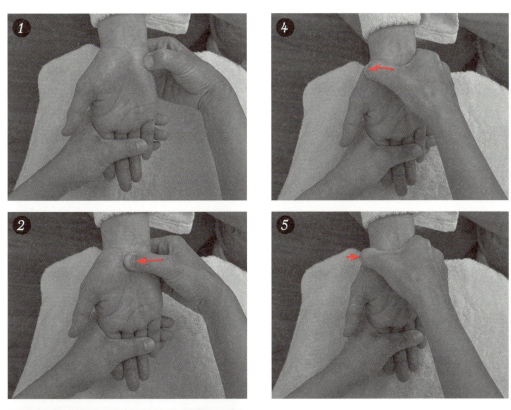

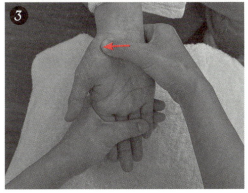

腰の反射区へのアプローチを終えたら、「腸の蠕動運動の改善を受動的にアプローチ(126ページ)」を行います。

レメディ3
首から頭頂部の不調に対する処方(レメディ)

期待できる効果
　首から頭頂部のうっ血・炎症・緊張を取る、
　認知症・記憶力の低下へのケア、心の疲れや頭の疲れへのケア

脳と神経と顔と首の反射区
　頭部の反射区は、脳と神経と顔と首の疲れや不調によい反射区ですから、アロマハンドトリートメントでは、大切な基本の反射区として学びます。
　また、介護や看護の現場でも多く利用されます。頭痛、不眠、不安、緊張、脳梗塞(こうそく)などの脳(のう)の大きな疾病や認知症、記憶力の低下、抑うつ症状などのケアにおいては必ずこの反射区療法を組み入れます。

　手の指は、脳、神経、顔、首を含む頭部の反射区です。
　指のつけ根から指の先(先というよりも、てっぺんといったほうがいいかもしれません)までの指全体が頭部の反射区にあたります。

　これを109ページの縦のゾーンと横のゾーンの図で詳しく見てみましょう。
　縦のゾーンでは、頭部の第1ゾーンは、身体の中心にあたり、頭頂部から首のあたりの中心線を含みます。第5ゾーンは耳の横あたりから肩に近い首の側面にあたります。
　横のゾーンでは、指のつけ根は首(頸椎)の反射区となり、指のてっぺんは頭頂部の反射区になります。
　一本ずつの指も頭部とそのままつながると考えられていますから、指の側面が側頭部、指の前後が頭部の前後につながります。

　「首から頭頂部の不調に対する処方(レメディ)」では、120ページで説明した「首から頭頂部にかけての反射区療法」を行ったあと、首・甲状腺の反射区、肩の反射区を刺激します。

1〜3
首・甲状腺の反射区にアプローチします

この反射区への刺激は、首のこり、甲状腺の様々な不調からくる代謝の問題や心因性の不調の改善が期待できます。

クライアントの母指以外の四本の指を、つけ根から包んで支えます（写真1）。

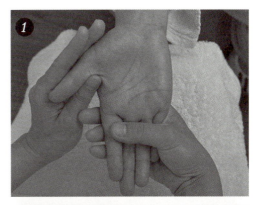

セラピストの母指で、クライアントの母指のつけ根のまわりをなぞるように外側に押し流します（写真2〜3）。

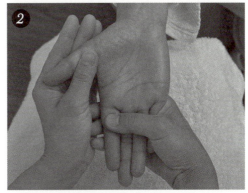

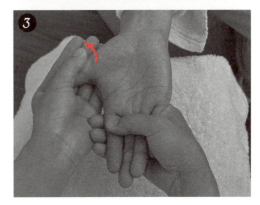

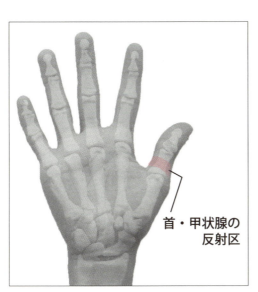

首・甲状腺の反射区

4〜6
肩の反射区にアプローチします

示指中手骨の母指側の側面は、肩こりや首こりを和らげるために効果的な反射区です。

この反射区を、遠位から近位方向に向かって押し流します（写真4〜6）。

脳梗塞や心筋梗塞の予兆や予後に、肩こりを訴える方は少なくありません。そのような場合にもよい施術です。

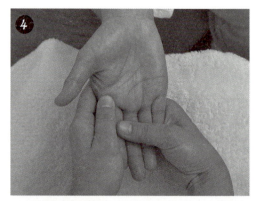

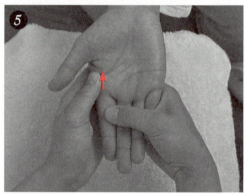

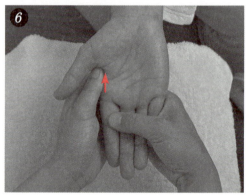

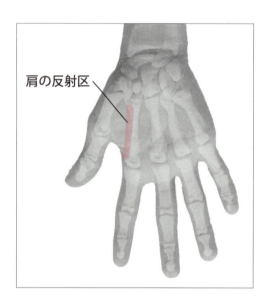

肩の反射区

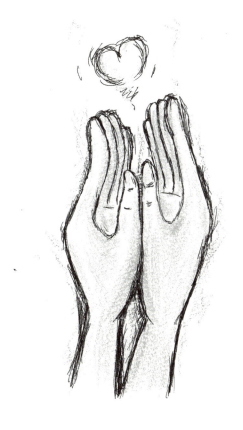

Part 3
アロマハンドトリートメントで用いる 芳香植物とキャリアオイル

1995年1月17日、その朝早くに起きた阪神淡路大震災からこの方、セラピーに対する認識は大きく変わってきたように思います。当時は、まだアロマテラピーも今ほどメジャーではなく、合成のアロマオイルやポプリオイルと、天然のエッセンシャルオイル（精油）の違いすら認識していない日本人も多かった時代でした。
　この頃からストレスや心身症に対する考え方が変わりはじめ、心理的・心因的な要素が、精神領域から一見肉体的に見える症状まで、広く関係していることに、日本人全体が目を向けるようになりました。

　わたし自身も、アロマテラピー、マッサージ（トリートメント）、リフレクソロジー（反射区療法）、ハーブ療法といった自然療法に、真剣に向き合うことになったのは、ちょうどその頃でした。
　そして、「芳香植物とキャリアオイルは、心身全体に様々な角度から影響を与える」ということを、自らの実感と体験から確信したのです。

　パニック障害の症状のひとつである「予期不安」が起きた方に対して、オレンジスイートの精油をつけたハンカチを鼻元に持っていって、ゆっくりした呼吸とともに嗅いでもらいました。これは、「パニック発作」を逃れるひとつのツールなのです。

　夜の徘徊がある認知症の方々の就眠前、ラベンダー精油を芳香したり、スイートアーモンドオイルに希釈して手や腕に塗布することで、その症状を軽減するよう試みました。

　出張中に高血圧のお薬を携帯し忘れて頭痛を訴えていた方に、医師を呼ぶまでの間、紙片につけたスイートマジョラム精油の香りを10分ほど嗅いでもらいました。すると、頭痛がとても軽減し、喜んでいただいたことも経験しました。

　これらは、精油成分や使用する濃度、時間、使い方などを活かすことによって、功を奏します。芳香植物の特性を学び、植物油をどうキャリアオイルとして活かすのかを、正しく知らなければできません。
　そして、セラピストとしてそれらをどう扱うのか、どう伝えるのかを日々体感し、生徒さんやクライアントさんと共有してきました。
　この章ではその一部をお伝えしていきたいと思います。みなさんの学びのきっかけになればと思います。

オススメの芳香植物３選

精油の選択　どれか３つを選ぶなら

　アロマハンドトリートメントで利用する精油のうち、３つだけ選べと言われたら、実用的な精油を選びます。

ラベンダー
ティートリー
ペパーミント

　香りの実用性などあるの？　はい、とても実用性が高いのです。
　精油は、植物が持つ香りを放つ有効成分（芳香成分）そのものです。様々な植物が持つ香りは、ひとつとして同一のものはありません。代わりになるものなど、ないのです。
　微量な香り成分に驚異的な効果を持つものもたくさんあります。
　植物の香り成分の特性は、古代オリエント文明の頃にはすでに、傷を治し、痛みをとり、眠りにつかせるなど良薬として利用され、時には毒としても利用されてきました。
　古代ギリシャ時代には、ヤナギ類に含まれる香り成分に鎮痛作用があることが知られていました。
　中世のアラブやヨーロッパで錬金術が盛んに行われるようになると、薬草から抽出される香り成分の精製技術も洗練され、純度の高い香り成分が得られるようになります。
　それらの香り成分はオーデコロンにされ、身体と心の健康のため、美容のために、王や王妃、貴族たちに愛用され、盗賊さえも魅了しました。
　そのうち、人間は精油をもっと深く知り、もっと活かしたいと思いはじめます。純度を高くして、いっそう役立つように。それを模倣して、大量生産できるように。
　16世紀のパラケルススが天然物化学の先駆けとなり、植物の中にはある特殊な有効成分があると主張すると、人類は日進月歩で植物の薬理性を追求していきます。

19世紀には、ドイツの薬剤師ゼルチュルナーがアヘンからモルヒネを取り出すことに成功します。その頃には、様々な植物から有効成分を抽出することに化学者の誰もが躍起になっていました。
　19世紀も終わりに近づいた頃、ドイツのバイエル社が鎮痛剤のアスピリンとして、セイヨウナツユキソウから抽出した薬を販売しはじめます。
　現代になり、抗生物質や鎮痛剤、抗がん剤、抗菌剤、抗アレルギー剤など、画期的な薬が作られるようになると、あとを追うように副作用のことや生活の質、さらには魂を含めた命のことが、人々の心をとらえはじめます。
　薬は使うべきときに使い、使う必要のないときには使わない。使うなら、その副作用という代償をできる限り払わずに済ませたい。それが現在のわたしたちのマインドです。
　そして、「自然に帰れ」という機運が高まるにつれ、より自然に近い状態で植物の力を借りたいという気持ちが、アロマテラピーのような自然療法を見直す流れにつながっています。

　本書では、使いやすい精油としてラベンダー、ティートリー、ペパーミントの3つの精油を紹介します。
　精油は香り成分ですが、畏敬をもってこれらの香り成分に触れると、面白いことがたくさん見えてきます。

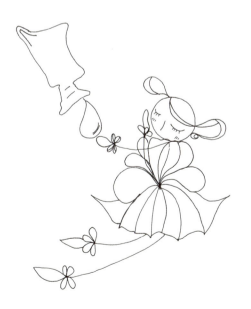

ラベンダー
神経を調和に導く花の薬草

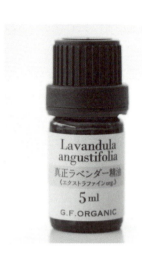

ラベンダー・トゥルー
学名：Lavandula angustifolia
和名：真正ラベンダー
科名：シソ科
原産地：地中海地方
支配星：水星

　眠れなかったり、不安だったり、頭痛があったり、ストレスフルだったり、火傷をしたり、ケガをしたり、日焼けをしたり、吹き出物ができたり、体内時計が調和を失ったら、ラベンダー精油を希釈したキャリアオイルを塗布しましょう。

　水星を支配星とし、太陽が双子座にある頃に花をつけるラベンダーには、多くの種（しゅ）があります。
　神経と皮膚の炎症を癒すのは、アングスティフォリア種のラベンダーです。古代エジプトやローマの時代にはすでに、このラベンダーを薬草風呂に活かしていました。
　古代ローマ時代の植物学者テオフラストスは、百種類以上あるラベンダー種の中でも、アングスティフォリア種の花をティーとして飲むことにより、怒りと愁（うれ）いを洗い流し、脾臓の炎症を取り去る効果があることを伝えています。
　中世のハーバリストであるニコラス・カルペパーは、ラベンダーを支配するのは水星で、冷えから起こる頭痛に使用するようにと伝えています。
　また、彼は脾臓と肝臓の閉塞を癒し、動悸やめまい、心悸亢進（しんきこうしん）、神経衰弱、高血圧や自律神経失調症による様々な不定愁訴に良いことを伝えています。

脾臓と肝臓の閉塞と炎症は、怒りと愁いをもたらします。アングスティフォリア種のラベンダーは、それらを洗い流してくれます。
　二十世紀のフランスの化学者ルネ・モーリス・ガットフォセが、アロマテラピーという概念をこの世に送り出したきっかけとなった精油は、アングスティフォリア種のラベンダーです。
　その経緯は、彼が火傷に偶発的に使用し、ラベンダー精油の火傷への治療効果がたいへん高いことに驚き、その有効性を追求するために、その治療方法を「アロマテラピー」と名づけたことによります。
　ドイツのメディカルハーブの基準を検証し、世界に広めたドイツE委員会は、アングスティフォリア種のラベンダーの花のハーブティーを、脳の休息と安眠のために利用できるとしています。

　神経疲労が重なったときや、自律神経のバランスを崩し、昼夜逆転してしまうとき、頭痛や動悸を訴える不眠の方にお勧めです。
　赤ちゃんが眠くても眠れなくてぐずるようなら、アングスティフォリア種のラベンダー精油をガーゼに1滴つけて、近くに置いてみましょう。天国から地上に降りてきたばかりの天使たちは、まだまだ地球の時間のリズムに慣れていないから、アングスティフォリア種のラベンダーの香りの子守歌が重宝します。

　アングスティフォリア種のラベンダーは香りの子守歌。
　神経と呼吸を調整する水星のハーブ。
　涼やかだけれどふくよかな香りはイギリスの田園の風のよう。

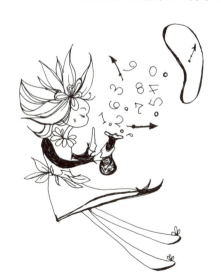

ティートリー
南十字星の下の万能薬

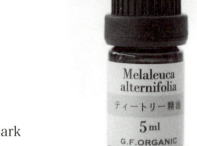

ティートリー
学名：Melaleuca alternifolia
別名：Narrow-leaved Paperbark
科名：フトモモ科
原産地：オーストラリア

　真菌症やインフルエンザ、風邪(かぜ)に対する効果、多剤耐性菌への作用、免疫の強化と空気の浄化作用、消臭作用、抗炎症作用など、薬箱の中のティートリーは大忙しの必需品です。
　地球の南半分の大陸の生命体は、北半分とずいぶん違います。南半球のオーストラリアやニュージーランドには、特有のハーブがあります。
　ユーカリ、ティートリー、はちみつでも有名になったマヌカなど、どれもフトモモ科に属する植物です。これらはみな、高い抗菌・抗真菌作用を持ちます。

　「メラレウカ・アルテルニフォリア」
　これがティートリーの学名です。
　ティートリーは、オーストラリアの東に位置する、タスマニア海に面したニューサウスウェールズ州の北部海岸沿いの湖沼に生息する低木です。
　ティートリーがヨーロッパにもたらされたのは、十八世紀、英国軍艦エンデバーの船長であったジェームス・クックによります。栄養状態もままならない船の乗組員たちにお茶の代用としてこの薬草を利用したので、「ティー・トリー」と英語式で呼ばれるよう

になりました。

　20世紀初頭、オーストアリアのペンフォールド博士が、ティートリーがあらゆる傷と感染症にとても有効であると発表すると、オーストラリアの兵士たちはティートリーを救急箱に入れて、第二次世界大戦を生き抜きます。

　戦後、ティートリーは品不足になりますが、1970年代には再びティートリーの需要と供給は大きく躍進します。

　ティートリーにも様々な質があります。成分のバランスと作用により、使い分けがなされるほどになりました。

　わたしたちアロマハンドトリートメントを行うものたちは、「セラピューティック・グレード」と呼ばれる医療にも使用できる品質（グレード）のものを使います。

　ティートリーは、オーストラリアのファーストエイド。
　ティートリーやユーカリが、ラベンダーやカモミールと少々違うのは、北斗七星よりも南十字星をよく知っているからでしょうか。

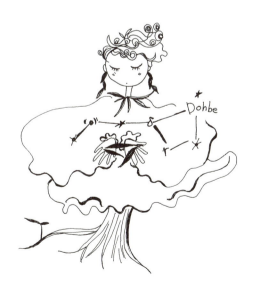

ペパーミント
冥界の妖精は痛みとかゆみの薬に

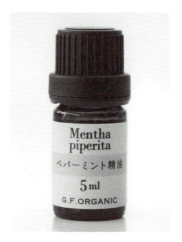

ペパーミント
学名：Mentha piperita
和名：セイヨウハッカ
科名：シソ科
原産地：北半球の温帯地域・アフリカ
支配星：金星・水星

　ぜいたくにも、金星と水星を支配星に持つペパーミントは、冥界の神ハデスが愛した妖精ミンセの化身とされ、古代ギリシアやローマでも愛してやまない人が多くいました。

　日本の和ハッカとは近種ですが、和ハッカよりもその香りは甘く、くっきりとした清涼感を持って広がります。

　アロマハンドトリートメントでは、レスキューオイルとして、頭痛や片頭痛、鼻炎の方に利用します。

　セルフケアとしても、頭痛や片頭痛、肩こり、目の疲れのあるときに、こめかみや首筋や肩に塗布します。

　それ以外にも、足のむくみや筋肉痛にも利用します。足をなかなか伸ばせないような乗り物に乗る前や、乗っているときに、ひざの裏やふくらはぎにつけてケアすれば、足の重だるさやエコノミー症候群の予防のために有益です。

ロンドン往復ペパーミント・レスキュー

　成田からにせよ羽田からにせよ、ヒースロー空港までの空路は12時間以上、ロンドンに到着するまでは半日を優に超える長旅です。時間を余分にもらって余分に返すような時差感満載な日本とイギリスの往復になります。
　そんなときは、ペパーミント精油に助けを求めます。液体の機内持ち込みに少しの余裕しかない昨今ですから、少し濃度を高めにしたペパーミント精油のレスキューオイルを作ります。
　こんなレシピはいかがでしょう。

　30mℓ容量の専用容器に、アプリコットカーネルオイルやオリーブオイルなどの血流を良くするキャリアオイルを30mℓ程度注ぎ入れ、そこに2.5％濃度（合計15滴/1滴＝0.05mℓ）になるようにペパーミント精油6滴、ローズマリー精油2滴、フランキンセンス精油2滴、ラベンダー精油5滴を入れてレスキューオイルを作ります。

　ふくらはぎや首筋に塗布して、むくみと重だるさを軽くする。
　こめかみに塗布して頭痛をケアする。
　手のひらの母指球全体と手の甲全体にこまめに塗布して、腸と肺の反射区を刺激するなど、このレスキューオイルは様々に活用できます。

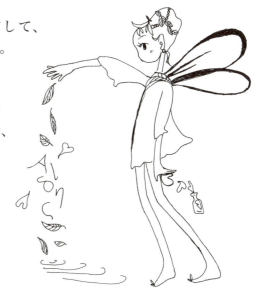

その他の精油について

　アロマハンドトリートメントでよく用いられる3つの精油、ラベンダー、ティートリー、ペパーミント以外にも、魅力的な精油はたくさんあります。
　ここでは詳しくは説明しませんが、楽しみ方や学び方のヒントを書いておきたいと思います。

お休みの前に

　お休み前に、今のあなたに必要な香りをひとつ見つけてみましょう。それは、あなたに必要なことを教えてくれています。
　特製の木箱の中から香りを選んで、精油ビンのふたを開けて、ゆっくりとひとつずつ、香りを嗅いでみます。ふたを開けて嗅いでみて、肺の奥までいき渡るように吸い込むことができたものが、必要な香りです。
　そして、もう一回香りを嗅いでみたくなったものが、今、一番必要な香りです。

　オレンジスイートならば、こわばった心を緩めましょう。

　ラベンダーならば、気持ちと頭のリズムを一緒にしましょう。

　フランキンセンスならば、不安や緊張を抱えなくてもいいのですよ。

　ユーカリならば、すがすがしい空気を吸い込んでクールダウンしましょう。

　イランイランならば、浅くこわばった呼吸を緩め、生きる幸せを感じましょう。

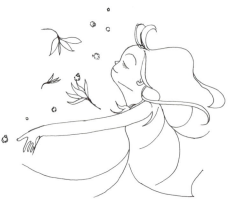

ダマスクローズならば、深く深く傷ついた心に寄り添いましょう。

　ジャスミンならば、あなたなら大丈夫、一緒についていますから。

　あなたに今、必要な精油がわかったら、その香りをタオルやガーゼにつけ、枕元において眠るというのも良いでしょう。
　また、キャリアオイルに希釈して、手のひらにとって温めながら首筋や腕に塗るのもよいでしょう。肌の上の電気信号(シグナル)にも、植物の言葉を送ることができます。
　植物の香りを封じ込めたキャリアオイルは、植物の言葉と滋養を、肌の上で信号にして、神経と血液から全身に送ります。キャリアオイルは、腕の内側に数種類、落としてみて、すーっとなじんでいくものを使います。そこに選んだ精油を加えたら、今日のわたしのためのオイルができあがります。

　夜お休み前に選ぶ香りと、朝出かける前に選ぶ香りと、午後に選ぶ香りが違ったり、昨日選んだ香りと違うものを選ぶことがあります。
　毎日のできごとが同じではないように、選ぶ香りが変わり、必要なキャリアオイルも変化します。

月と太陽・東と西・レモンとオレンジ

　古代から現代にいたるまで、チグリス川とユーフラテス川を境に、アジアとヨーロッパは右と左に分断されます。
　このふたつの大河が育んだ豊かな沖積平野は、シュメール人を1万年以上前に迎え入れ、古代オリエント文明の礎となるメソポタミア文明を生み出しました。現在のイラクにあたる場所です。
　メソポタミア文明下では、占星学で万物の特性を分類していました。薬草も同様に、どの支配星に属するのかを分けられていました。太陽か月か、それとも火星か金星か、木星か土星かそれとも水星か。七つの支配星に分類していました。これは古代占星学の基本です。

　オレンジは太陽を、レモンは月を支配星に持ちます。
　ミカン科のこのふたつの果実は、世界の東と西を分けるチグリスとユーフラテスのように、わたしたちに異なる癒しをもたらします。

太陽と月の癒しについて、気づきの遊びをしてみましょう。

足りないものが欲しいですか？
いらないものを捨てたいですか？
どちらかひとつ選んでください。あなたが癒されるほうを。あなたの心地よいほうを。

すぐに答えられる人は素晴らしいですね！
では、質問のやり方を少し変えましょう。

オレンジの香りとレモンの香り、今はどちらの香りを、いっそう良い香りだと感じますか？

オレンジならば、足りないものをそっと補うと、心が穏やかになります。オレンジの香りは、陽だまりのような温かさで、あなたを癒します。

レモンならば、今はいらないものを捨てることができたなら、心が穏やかになります。レモンの香りは、月明りと涼やかな宵闇で、あなたを癒します。

アロマハンドトリートメントの授業の中では、ときおり、こうして陰陽の対比を試します。
精油の香りのついた試香紙を嗅ぎ比べ、もう一度嗅ぎたいと思うものを選びます。
これは、身体と心のバランスの気づきを楽しむためのワークです。

精油としてのレモンとオレンジの学名と特性を見てみましょう。

レモン / 学名 Citrus limon　支配星：月
【効能】抗菌・殺菌・血圧安定作用・鎮静作用・制吐作用など

オレンジ / 学名 Citrus sinensis　支配星：太陽
【効能】抗菌・殺菌・加温作用・鎮静作用・血圧安定作用など

チグリスとユーフラテスが世界をふたつに分けながらも、世界は不可分であるように、また太極図が陰陽で分かれていても、必ず陽の中に陰が生まれるように、レモンとオレンジとの関係は、成分だけでは計れない効能があります。
　太陽のオレンジと、月のレモン。ふたつの自然の表と裏は、吸うと吐くがひとつになってはじめて呼吸が成り立つように、自然な循環を身体と心に与えてくれます。

　オレンジやレモンはなじみ深い植物ですが、世界には様々な薬草や薬樹があります。複雑であり、ときに単純であり、計り知れない植物の恩恵がある。そんな植物の世界を楽しみましょう。

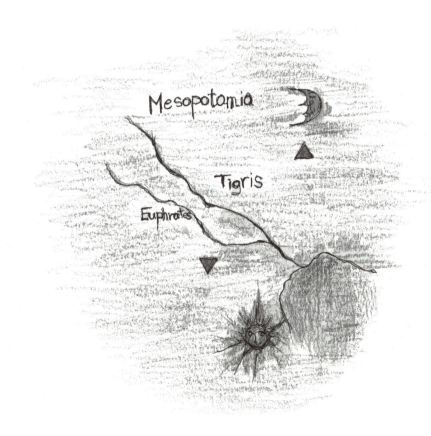

キャリアオイルの選び方

キャリアオイルに大切なもの

　一般にマッサージにはオイルか、クリームか、パウダーが使われます。どれが最も適しているかといえば、それはオイルです！
　厳密にいうと、栽培法に安全性が確認されている植物の油を、常温もしくは低温で圧搾した未精製のものであることが第一条件であり、願わくば、ガス充填などの工程がない植物油が最適です。
　植物油をキャリアオイルとして利用する際に大切なのは、新鮮で、安全な、圧搾油を、用途に応じて使いわけることです。安心を望むあまり、答えをひとつにしたくなるのが人情ですが、１種類の植物油が万能であることは、残念ながらありません。
　１種類の植物油だけ選ぶということは、心と身体の中の機能のうちひとつだけに注目していることと同じです。ひとりひとりの肌の状態と体質、そのときどきの調子にあわせた植物油を選びましょう。
　植物油をブレンドしたり、植物油にハーブを浸出させて使うこともあります。

◆ ガス充填ではないもの

　ボトルに充填するときに、油の安定を目的として窒素ガスなどを充填していると、未開封では長く保存が効くのですが、開封したとたんに酸化しやすくなります。それまで止まっていた油の命の時計が急激に進みはじめるのです。
　また、ガス充填などにより開封されるまで酸化を押さえた植物油は、生命力が弱くなってしまいます。
　ガス充填をしていない植物油を探すのは大変ですが、少なくとも充填されて間もない新鮮な植物油を選びましょう。
　手腕に塗布して効果をもたらそうというわけですから、生命維持装置で風貌を長らえたものではなく、生き生きとした生命力を持った植物油を利用したいものです。

◆ 産地、時期、学名、使用部位、使用期限が明らかなもの

植物油（トリートメントで利用する場合はキャリアオイルと呼びます）の効果を活かすためにも、植物の産地と採油された時期と学名と使用部位が定かであることは、もちろんのことです。

使用期限の短い（酸化安定性の低い）植物油を使う場合はとくに気をつけます。専門書に書かれているような効果が得られないばかりか、酸化した油は心身には毒になり、施術には逆効果です。

◆ 酸化速度の目安、ヨウ素価をチェック

植物油をキャリアオイルとして使用するにあたって、その酸化速度を知るためにも、ヨウ素価がどれくらいなのかを知る必要があります。

ヨウ素価とは、リノール酸やリノレン酸などの二重結合部が複数ある不飽和脂肪酸が含まれる割合で示された酸化安定性の指標ともなる数字です。

植物に含まれるビタミンやミネラルも酸化安定性に関与しますが、ヨウ素価が高い植物油ほど酸化が速くなってしまいます。けれど酸化が速い植物油はその反面、解毒と代謝にも積極的に働くため、植物油をキャリアオイルとして選択する時は、特性と効果のバランスを考えることが大切です。

AHTAでよく利用するキャリアオイルのヨウ素価（平均値）

スイートアーモンドオイル／学名 Prunus amygdalus var. dulcis
　　ヨウ素価　　92〜114（IV）半乾性

オリーブオイル／学名 Olea europaea
　　ヨウ素価　　75〜90（IV）不乾性

マカダミアナッツオイル／学名 Macadamia ternifolia
　　ヨウ素価　　70〜80（IV）不乾性

ヨウ素価が高いほど、代謝作用に優れますが、酸化は速まります。ヨウ素価が100（IV）前後のものであれば、マッサージ用の植物油として使い勝手が良いでしょう。

130（Ⅳ）を超えると乾性油となり、キャリアオイルとしての使用には最新の注意が必要です。乾性油は、さらっとした感触で、開封後はビンの口のまわりに樹脂化したタール状のオイルが付着します。

　様々な植物油が手に入り、それらの特性や効能が知られはじめている昨今、新しく世に知られるようになった植物油が絶賛されると、それについつい気を取られがちです。
　けれど、キャリアオイルとして植物油を利用する場合、あまりにも希少でないか、酸化速度が速すぎはしないか、生産方法は安全か、その産地に問題はないのか、どのような効能が得られるのか、といったことが大切になります。
　そうして考えていくと、どんな植物油を選ぶとよいのかが、いくぶん絞られてきます。

オイルとニッポンジン

　おいしいものには必ず油脂が入っています。身体が疲れると欲しくなるのは甘いものですが、心が弱ると欲しくなるのは油脂です。油脂があるとエネルギーがみなぎるのです。
　ドーナツにからあげ、ポテトチップスにクリームパン！　それとも、カシューナッツにマカダミアナッツ、サーロインステーキにイワシの煮つけ。ココナッツでダイエット？どれも油脂が多く、おいしい物たちです。
　わたしたちの身体は、油脂がないとたいへんなことになります。
　全身のすべての部位をなす細胞を覆う細胞膜や脳とともに、心や身体が幸せに働くために、とても大切な役割をする神経・ホルモンなどの生理活性物質は、油脂でできています。

　油脂には、いくつかの種類があり、働きや性質により、分類されています。
　命のあるものから採取される油脂は、動物性と植物性に分けられます。
　比較的安定していて身体に溜まりやすい飽和脂肪酸を多く含む油脂と、伝達と代謝を得意とする不飽和脂肪酸を多く含む油脂という分け方もできます。
　不飽和脂肪酸には、植物に多く含まれるオレイン酸やリノール酸やリノレン酸、魚に多く含まれるＤＨＡなどがあります。

アロマハンドトリートメントでは、不飽和脂肪酸の多い植物の油を使用します。
　飽和脂肪酸には、ココナッツオイルやココアバターなどの常温で固まっている油脂に多く含まれるラウリン酸やパルミチン酸などがあります。

　油脂は食べるだけではありません。肌に直接つける化粧品や肌を清潔にする石けんやシャンプー、薬やサプリメントにも少なからず使われています。
　どの脂肪酸を、どのくらい摂取すると、一番健康によいのか、といった話題は、常に栄養学や健康学の世界で取り上げられ、雑誌の特集でもよく取り上げられます。センセーショナルな流行りのようにして取り上げられることもしばしばです。
　スーパーマーケットやドラッグストアでは、年の初めには〇〇脂がブームとなり、夏を迎えるころにはそれらは棚の下のほうに追いやられ、次は、〇〇油がブームとなるなんていうのは、日常茶飯事のビジネス上の駆け引きでしょうか。
　かつて月見草ダイエットなんてブームもありましたね。最近ではココナッツ脂でしょうか。オリーブオイルも折に触れて盛り上がりますし、1950年代にはマーガリンがブームになったりもしました。

　液体だったり個体だったりする油脂ですが、ぱっと見では良いのか悪いのか、わかりません。食べたりつけたりしても、少し時間が経たないと答えが出ません。
　3日前にお菓子をたくさん食べたのが原因で、吹き出物ができていたり、便秘になったりするのと同じです。肌に合わない化粧品だと気づくのは、一週間くらい使い続けてからだったりします。
　油脂は、肌や腸だけではなく、神経やホルモン、脳を含むあらゆる細胞の素ですから、わたしたちの心と身体に、良くも悪くも多くの影響を与えます。ですから、栄養学、健康学、美容はもちろんですが、油脂を生産している人たちや、その歴史にも興味が湧いてきますね。
　アロマハンドトリートメントを学ぶみなさんには、精油やマッサージのプロフェッショナルとしてだけでなく、オイルを扱うプロフェッショナルとして、ブームに流されることなく、自らの研究と研鑽を持って、まっすぐにクライアントに向き合ってほしいと思います。

おわりに

　2018年7月、日本列島は35度を超す猛暑を連日各地で更新しました。6月の終わりから続いた重く深い雨は、いつの間にか凄まじい豪雨となり、11日間にわたり、線状降水帯を68回も発生させ、西日本一帯を中心に、多くの犠牲を出す大災害を招いてしまいました。

　豪雨災害のニュースが流れる中、AHTA（一般社団法人アロマハンドトリートメント協会）の熊本ボランティア隊は、かねてから約束をしていた熊本での施術会へと空路を行きます。

　熊本へ向かうちょうどその日は、豪雨が止むか止まぬかの折り返しの日、曇天から晴天に移り変わる中、一行は重苦しく感じるほどの湿度に霧立つ阿蘇くまもと空港に到着し、熊本県上益城郡の仮設団地へ向かいました。熊本大地震があったのは、2年前の4月14日の夜から翌未明、あれからAHTA有志が計画を練り、今回で4度目の同地同所での施術会でした。

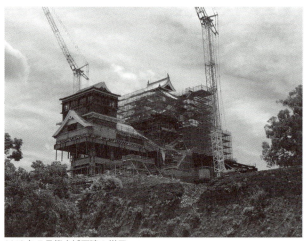

2018年7月熊本城再建の様子
（第4回AHTA熊本施術団長　伊藤貴美子撮影）

アロマハンドトリートメントを確立させ、多くの人に伝えたいと思ったきっかけは、ふたつあります。ひとつは1995年1月17日の阪神淡路大震災、もうひとつは終末期ケアにアロマハンドトリートメントが必ず活かされると感じていたことでした。
　そのためには、誰でもどこでも、同じように行うことのできる施術法として確立する必要がありました。震災のような環境の整わない場所、病室のようないくつかの決まりごとをこなす必要のある場所、そういう場所だからこそ、本来の自然療法の持つ力を発揮する必要があります。

「子供たち、手を握り返してきたんです！」

「言葉は話せなくても、顔色が良くなってね、心なしか微笑んでくれたように見えたの」

「先生から教えもらったハンドのマッサージ、よかったよ！　これ、伝えたいね」

「アロマハンドトリートメントね、あの子たちのお母さんとかお父さんにも教えてあげたいなあ」

「お母さんやお父さんも、あの子たちの気持ちに寄り添う度合いが深くなったら、うれしいよね」

　これは、15年以上一緒に活動し、サポートをしてくれている近藤由紀さんの言葉です。今から15年以上前まで彼女は小児科病棟の看護師として名古屋のM病院に勤務していました。そんな折の言葉です。
　それらの言葉は、アロマハンドトリートメントが、病院や介護施設で働くみなさんと、そこで縁あってケアを受けている方とそのご家族の、どちらの立場にあっても役立つ自然療法になると、わたしを勇気づけるものでした。

おわりに　169

あれから10年、15年と時は過ぎ、一歩ずつそれがかなうようになってきました。

　2009年の設立から今年で9年、AHTAの施術会や勉強会が各地に広まりつつあり、介護現場での施術会もずいぶん増えました。緩和ケアでの施術会も少しずつ増えています。

　今は、医療現場のみなさんにも太鼓判を押していただけるよう、様々なケースに対応するレポートをまとめるべく、2018年からスタートした「アロマハンドトリートメント500件同一ケースの臨床」を、AHTA一丸となってコツコツ・地道に丁寧に行っています。

　この臨床ケースの報告を、みなさんにご提供できる日は、それほど遠くないことを確信しています。

　こうしてみなさんのお力添えをいただきながら、自然療法としてのアロマハンドトリートメントは、今後も次なる高みを目指していきす。

　最後に、この書籍の出版にあたり、ご尽力いただいた株式会社BABジャパンのみなさま。どんな本にするのか、どう書いていくのかを教え導いてくださった近藤友暁さんと佐藤友香さん。AHTAの施術を学び、ともに活動する有志でもある、写真撮影を担当してくれた林聖悟さんと、モデルを引き受けてくれた太田美也子先生、服部さおり先生、安藤真知子先生に、心より感謝いたします。

　また、汗をかけば冷たいハーブティーを、疲れた顔をすれば椅子を出してくれる、陰でいつも見守ってくれる近藤由紀さんと、撮影の場所の提供など公私ともに全面的にサポートしてくれる株式会社グレースフィールド木之下新悟社長に、併せて心より感謝をいたします。

　この書籍が、アロマハンドトリートメントをわたしたちとともに学ぼうと思う方のお手元に届きますよう。

2018年7月　新月の日に
一般社団法人アロマハンドトリートメント協会理事長　木之下惠美

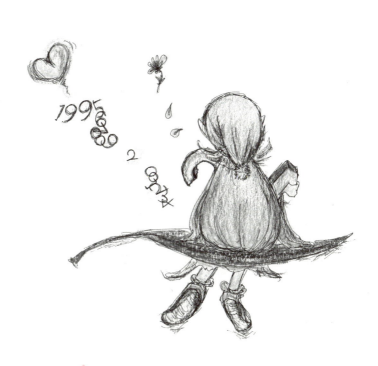

木之下惠美（きのした めぐみ）

一般社団法人アロマハンドトリートメント協会理事長、らぼぞうスクール校長、栄中日文化センター講師。大名古屋ビルヂング中日文化センター分校講師、1990 年にハーブ・アロマテラピーをハーバートハウス、英国 The Robert Tisserand Institute で学ぶ。2000 年、拠点を東京から名古屋に移し、2002 年、自然療法の学校「らぼぞうスクール」を設立。

一般社団法人アロマハンドトリートメント協会　　http://www.ahta.or.jp/

らぼぞうスクール　http://www.lavozou.com/school/

スタッフ　林聖悟　太田美也子　服部さおり　安藤真知子

イラスト　木之下惠美

編集　近藤友暁

デザイン　石井香里

手と腕へのアプローチだけで全身も心も癒やす
アロマハンドトリートメントの教科書

2018 年 9 月 5 日　初版第 1 刷発行
2025 年 4 月 10 日　初版第 2 刷発行

著　者　木之下惠美
発行者　東口敏郎
発行所　株式会社 BAB ジャパン
　　　　〒151-0073 東京都渋谷区笹塚 1-30-11　4・5F
　　　　TEL　03-3469-0135　　FAX　03-3469-0162
　　　　URL　http://www.bab.co.jp/
　　　　E-mail　shop@bab.co.jp
　　　　郵便振替　00140-7-116767
印刷・製本　中央精版印刷株式会社

ISBN978-4-8142-0156-3　C2077

※本書は、法律に定めのある場合を除き、複製・複写できません。
※乱丁・落丁はお取り替えします。

BABジャパン
トリートメントDVD
41分 本体5,000円＋税

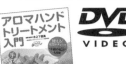

アロマハンドトリートメント入門

指導/監修◎木之下惠美
一般社団法人アロマハンドトリートメント協会理事長

Aroma Hand Treatment AHTA Association

使える！
応用テクニック
"不眠の処方(レメディ)"
も収録

植物の有効成分を活かす
アロマテラピー

マッサージで緊張をほぐす
オイルトリートメント

脳・内蔵等へ働きかける
反射区療法

手と腕だけで全身を癒せる！

医療・介護・福祉の現場で大人気！

リラックス、むくみ解消、疲労回復…。
椅子とタオルがあれば出来る注目の施術がこれ一枚で学べます

全身の施術と同等の効果がありながら、椅子とタオルがあれば出来る手軽さで注目されるアロマハンドトリートメント。マッサージ、脳や内蔵などへの反射区アプローチ、植物の有効成分活用による全身のケア方法を木之下惠美先生が丁寧に解説。このDVD一枚で手と手の触れ合いが生み出す"最高の癒し"を学んでいけます。

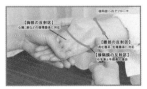 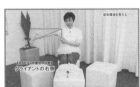 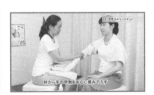 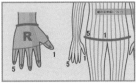

Contents
はじめに ～腕と手のケアで、神経バランスを回復させる～
アロマハンドトリートメントとは？　気づきとわけのキャッチボール　コミュニケーションヒーリングについて　施術環境を整える
[Step1]タオルトリートメント ～ファーストケアとしての重要性～
○実技の学習　タオルの掛け方　1)肩のウォームアップ　2)タオルトリートメント　タオルの上げ方　○実技のおさらい
[Step2]前腕と手部のアロマハンドトリートメント　～キャリアオイルと適切な皮膚の感覚を学ぶ～
オイルトリートメントについて
○実技の学習　1)前腕のエフルラージュ　2)サークルトリートメント　3)手・腕のストレッチ　タオルのセット　○実技のおさらい
[Step3]ハンド・リフレクソロジー ～反射区を利用した全身へのアプローチ～
縦の反射区について　反射区療法の考え方
○実技の学習　1)全ゾーンの解放　2)脊柱の反射区へのアプローチ　3)首から頭頂部にかけての反射区療法　4)腸の蠕動運動の改善を受動的にアプローチ
5)太陽神経叢へのアプローチ　6)肛門とエンディングアプローチ
○実技のおさらい
[応用例]アロマハンドトリートメントの処方 ～不眠に対して～
○横隔膜・肺へのアプローチ

制作協力◎一般社団法人アロマハンドトリートメント協会(AHTA)　http://www.ahta.or.jp

BABジャパン　アロマ関連オススメ書籍

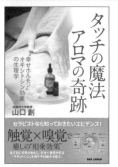

"幸せホルモン" オキシトシン効果の生理学
書籍　タッチの魔法　アロマの奇跡

セラピストなら知っておきたいエビデンス！「触覚×嗅覚」で癒しの"相乗効果"。五感の中で、まず先に感情を動かし、後で認識が働くのが触覚と嗅覚。ダイレクトに「心地よい」感覚を与え、幸せや愛情を司るホルモン「オキシトシン」を増やす仕組みがよくわかる！

●山口創 著　●四六判　●220頁　●本体1,600円+税

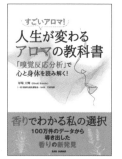

「嗅覚反応分析」で心と身体を読み解く！
書籍　人生が変わるアロマの教科書

4つの香りがあなたの体質を判断。体質ごとに全く違うレシピが、不調を劇的に改善します！本書が本邦初となる「嗅覚反応分析」は、指定の4種の香りを嗅ぎ、好みから自分の今の心身を分析できるメソッドです。100万件のデータから導き出した精油のレシピを全104種類ご紹介します。

●軍場大輝 著　●A5判　●200頁　●本体1,700円+税

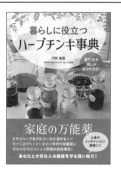

香り、色を楽しみ　薬効を実感！
書籍　暮らしに役立つハーブチンキ事典

あなたと大切な人の健康を守る強い味方！ドライハーブをアルコールに浸けるだけ！昔から愛されてきた家庭の手作り常備薬は、植物の薬用成分による究極の自然療法！植物が蓄えてきた根源となる「生きる力」は、自然界からの最高の贈りものです。

●川西加恵 著　●A5判　●184頁　●本体1,500円+税

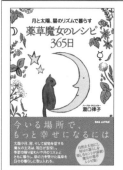

月と太陽、星のリズムで暮らす
書籍　薬草魔女のレシピ365日

今いる場所で、もっと幸せになるには？自然のパワーを味方につけよう！太陽や月、星、そして植物を愛する魔女の生活は、毎日が宝探し。季節の移り変わりや月のリズムとともに暮らし、星の力を受けた薬草を日々の暮らしに取り入れる。自然を大切にし毎日の暮らしを楽しむヒントが満載！魔女の薬草レシピ集！

●瀧口律子 著　●四六判　●240頁　●本体1,400円+税

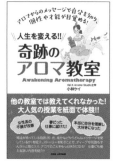

アロマからのメッセージで自分を知り、個性や才能が目覚める！
書籍　人生を変える！奇跡のアロマ教室

他の教室では教えてくれなかった！大人気の授業を紙面で体験!! 精油が持っている物語を紹介。ストーリーを知ることで、ディープな知識もすんなりと頭に入り、アロマのことをもっと好きになります。"最初にこのスクールに出会いたかった"と全国から生徒が通うアロマスクールのレッスンを惜しみなく大公開。

●小林ケイ 著　●四六判　●256頁　●本体1,600円+税

BABジャパン アロマ関連オススメ書籍

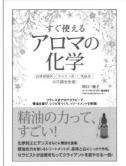

自律神経系、ホルモン系、免疫系の不調を改善!
書籍　すぐ使えるアロマの化学

精油の力って、すごい! フランス式アロマセラピーで精油を選び、レシピをつくり、トリートメントを実践! 化学的エビデンスをもとに精油を提案、精油の力を信じるトリートメントが、身体と心にしっかり作用。セラピストが自信をもってクライアントを癒やせる一冊!

●川口三枝子 著　●A5判　●264頁　●本体1,700円+税

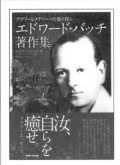

フラワーレメディーの真髄を探る
書籍　エドワード・バッチ著作集

フラワーエッセンスの偉大なる創始者、エドワード・バッチ博士は、自分の書いたものはほとんど破棄していたため、著作は多く残っていません。本書はその中から主な講演記録や著作物を集めた貴重な専門書です。フラワーエッセンス愛好者やセラピスト必携の一冊です!!

●エドワード・バッチ 著　●A5判　●340頁　●本体2,500円+税

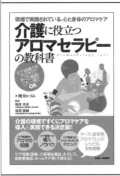

現場で実践されている、心と身体のアロマケア
書籍　介護に役立つアロマセラピーの教科書

クライアントの好みや症状、ケア現場に合ったアロマの選び方、ブレンド方法を、多様なニーズに合わせて選択できるようになり、ケア現場で使えるアロマの知識が身に付く! アロマセラピストで医療に活かしたいと思っている人、介護に携わっていてアロマセラピーを活用したいと考えている人等の方々にオススメの一冊!!

●櫻井かづみ 著　●A5判　●280頁　●本体1,800円+税

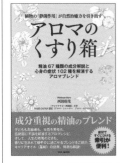

植物の「静菌作用」が自然治癒力を引き出す
書籍　アロマのくすり箱

成分重視の精油のブレンド。症状ですぐにひける索引が便利! 子供も高齢者も、女性も男性も、広範囲に不調を解消するアロマレシピ。そして、人生の終焉のときも、香りに包まれて穏やかに過ごせるブレンドをご紹介。キャリアオイル(基剤)の効果、特徴も解説!

●西別府茂 著　●A5判　●208頁　●本体1,500円+税

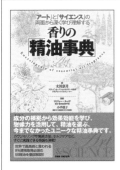

『アート』と『サイエンス』の両面から深く学び理解する
書籍　香りの「精油事典」

成分(サイエンス)の根拠から効果効能を学び、想像力(アート)を活用して、精油を選ぶ、今までなかったユニークな精油事典です。そして、精油を擬人化したストーリーで紹介し直感的に理解できることで、精油の化学がより理解しやすくなります。各精油ごとに現場で実践できる「身体的アプローチ」をイラストで掲載!!

●太田奈月 著　●A5判　●242頁　●本体2,100円+税

セラピスト bi-monthly

アロマテラピー＋カウンセリングと自然療法の専門誌

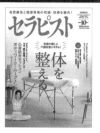
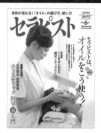
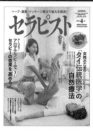

- 隔月刊〈奇数月7日発売〉
- 定価 1,000 円（税込）
- 年間定期購読料 6,000 円（税込・送料サービス）

スキルを身につけキャリアアップを目指す方を対象とした、セラピストのための専門誌。セラピストになるための学校と資格、セラピーサロンで必要な知識・テクニック・マナー、そしてカウンセリング・テクニックも詳細に解説しています。

セラピスト誌オフィシャルサイト　WEB 限定の無料コンテンツも多数!!

セラピスト ONLINE

www.therapylife.jp/

業界の最新ニュースをはじめ、様々なスキルアップ、キャリアアップのためのウェブ特集、連載、動画などのコンテンツや、全国のサロン、ショップ、スクール、イベント、求人情報などがご覧いただけるポータルサイトです。

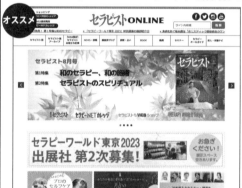

記事ダウンロード
セラピスト誌のバックナンバーから厳選した人気記事を無料でご覧いただけます。

サーチ＆ガイド
全国のサロン、スクール、セミナー、イベント、求人などの情報掲載。

WEB『簡単診断テスト』
ココロとカラダのさまざまな診断テストを紹介します。

LIVE、WEB セミナー
一流講師達の、実際のライブのセミナー情報や、WEB 通信講座をご紹介。

トップクラスのノウハウがオンラインでいつでもどこでも見放題！

THERAPY COLLEGE

セラピーNETカレッジ

WEB 動画講座

www.therapynetcollege.com/ 　セラピー 動画 検索

セラピー・ネット・カレッジ(TNCC)はセラピスト誌が運営する業界初のWEB動画サイト。現在、240名を超える一流講師の398のオンライン講座を配信中! すべての講座を受講できる「本科コース」、各カテゴリーごとに厳選された5つの講座を受講できる「専科コース」、学びたい講座だけを視聴する「単科コース」の3つのコースから選べます。さまざまな技術やノウハウが身につく当サイトをぜひご活用ください！

 パソコンでじっくり学ぶ！

 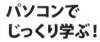 **スマホで効率良く学ぶ！**

 タブレットで気軽に学ぶ！

**月額 2,050円で見放題！　毎月新講座が登場！
一流講師240名以上の398講座以上を配信中！**